DROP ACID

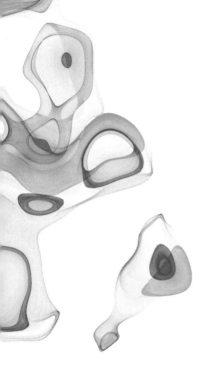

疯狂的尿酸

不止是痛风

的尿酸

〔美〕戴维·珀尔马特◎著

王家宁◎译

王树岩◎审订

U0363117

北京科学技术出版社

本书资料仅供参考之用，不能代替医生的建议和诊断，您应该在运用本书所述的方法前咨询医生。作者和出版方不承担任何可能因使用本书中包含的信息而产生不良影响的责任。

著作权合同登记号　图字：01-2023-3283

图书在版编目（CIP）数据

疯狂的尿酸 /（美）戴维·珀尔马特著；王家宁译
.—北京：北京科学技术出版社，2023.10（2024.5 重印）
　书名原文：Drop Acid
　ISBN 978-7-5714-3114-3

　Ⅰ.①疯…　Ⅱ.①戴…②王…　Ⅲ.①代谢病 – 防治
Ⅳ.① R589.7

　中国国家版本馆 CIP 数据核字 (2023) 第 116001 号

策划编辑：宋　晶
责任编辑：孙　建
责任校对：贾　荣
图文制作：天露霖文化
责任印制：吕　越
出 版 人：曾庆宇
出版发行：北京科学技术出版社
社　　址：北京西直门南大街 16 号
邮政编码：100035
电　　话：0086-10-66135495（总编室）　　0086-10-66113227（发行部）
网　　址：www.bkydw.cn
印　　刷：三河市华骏印务包装有限公司
开　　本：720 mm × 1000 mm　1/16
字　　数：210 千字
印　　张：16.25
版　　次：2023 年 10 月第 1 版
印　　次：2024 年 5 月第 7 次印刷
ISBN 978-7-5714-3114-3

定　　价：89.00 元

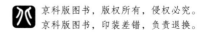

京科版图书，版权所有，侵权必究。
京科版图书，印装差错，负责退换。

此书献给越来越多迫切希望了解自己代谢真相的人们。

感谢深耕于尿酸领域 20 多年、通过细致且富有同情心的研究
为我们人类提供了强大新工具的理查德·约翰逊博士
在我创作本书过程中所给予我的指导。

推荐序

初次见到戴维·珀尔马特医生，是在 2012 年秋天。那是我第一次去美国功能医学研究院参加课程学习，当台上的主持人介绍下一位演讲者是珀尔马特医生时，全场立刻响起热烈的掌声。

珀尔马特先生是一位神经内科医生，早在功能医学还没被医学界正式命名之前，他就已经开始从事功能医学的临床实践。在那次功能医学研究院的培训课程上，珀尔马特医生发表了题为《改善线粒体功能，治疗神经系统退行性变》的精彩演讲。他的演讲让我真正了解了临床医生应该如何利用功能医学思维，从疾病原因入手解决临床治疗的棘手问题。

珀尔马特医生更多地为国人所知，是他的专著《谷物大脑》被引进中国大陆出版。因为樊登的大力推荐，《谷物大脑》一跃成为健康类畅销书。它让越来越多的国人认识到，食物可能是影响我们健康的重要因素。

近期，我收到友人邮寄的珀尔马特医生最新力作的简体中文版，对方嘱予推荐，我欣然应允。

该书深入浅出地揭示了尿酸的真面目：体内升高的尿酸，不仅会引发痛风，而且还会悄然损伤人体血管、大脑、免疫系统，等等。有数据显示，新冠病毒肆虐期间，尿酸水平升高的人群，重症甚至死亡概率是尿酸水平正常人的 2.6 倍。在现代社会，加工食品已充斥人类的生活，加工食品中的甜味剂以果糖为主，果葡糖浆的应用尤为广泛。这些甜味剂原本被宣传为不会刺激胰岛素生成的所谓"健康的糖"，但研究发现，果糖直接进入肝脏，其代谢过程消耗了肝细胞的线粒体制造的能量，增加了氧化应激，引发非酒精性脂肪肝；同时，还促进了尿酸的生成。目前，从青少年到成年人，高尿酸已成为普遍的健康问题，也为慢病形成埋下了隐患……

一口气读完《疯狂的尿酸》，有种醍醐灌顶之感。我十分庆幸珀尔马特医生在阐述尿酸造成的危害后，也给出了控制尿酸水平的解决方案——"以食为药"，强调通过饮食改变可以对尿酸水平进行很好的控制。书中详细阐述了高尿酸人群适合吃的和不适合吃的食物，并给出具体餐单、进餐时间。另外，书中还指出，良好的睡眠、规律运动、亲近自然的户外活动，都可以让人们免受高尿酸之苦。

如果你是一位健康爱好者，或者是正在被高尿酸或痛风困扰的人，请不要犹豫，翻开这本书，和珀尔马特医生一起认识人体内"疯狂的尿酸"，做健康达人！

王树岩

中国健康管理协会功能医学分会副会长

北京整合医学学会功能医学分会会长

心血管内科副主任医师

中华医学会健康管理学分会功能医学与抗衰老学组委员

推荐序

戴维·珀尔马特医生是一位神经科学家，也是广泛受关注的高产作者，其作品曾多次登上《纽约时报》畅销书排行榜。在珀尔马特医生众多的作品中，我印象比较好的是《菌群大脑》，印象不好的是《谷物大脑》，不过，这并不妨碍我对他的这本新书的认可。这本著作是他汇集了 260 余篇重要的前沿研究发现书写而成的。作者梳理了高尿酸的研究历史，并向大家科普了最新的研究成果，以及在有效的降尿酸措施方面进行了非常重要介绍和引导。

高尿酸血症是全球人类共同面临的健康问题。近几十年来，高尿酸血症患者人数非正常地突发性增多，这引起了生命科学研究者的广泛关注。高尿酸血症带来的健康问题绝不仅仅有关节和肢体的疼痛，它还包括很多难以逆反的慢性疾病。原本人们将痛风的原因归咎为所谓的高嘌呤食物，在这一认知下，有些尿酸值略高的人就选择避开各种"美食"而终生吃些索然寡味的食物，其结果必然是失去很多生活乐趣。然而，近代研究发现尿酸水平升高更多地与当今人们大量消费果汁饮料等有关，同时也与肠道不健康的微生物种群有关。除了饮食和肠道微生物这两大因素，现代化的生活节奏和不正确的睡眠起居习惯也是高尿酸的元凶。

这本书告诉你的远超医生的建议和药房开的药物，以及养生专家提供的令人沮丧的禁食名单，它不是用严苛的条款束缚你，而是引导你调整饮食、好好健身、改善睡眠，更积极主动投身于抗击高尿酸血症的健康之旅。从这个意义上说，这本书值得你阅读。

金锋

东京大学人类学博士

中国科学院心理研究所研究员

肠脑心理学实验室首席科学家

推荐序

本书被哈佛医学院的教授大卫·辛克莱誉为近十年最重要的健康必读书。作者在书中以现代最前沿的科学视角解读了肥胖和一系列代谢性慢病的根本原因。在我们的体内，有一个开关，是导致肥胖、"三高"，以及各类慢病的元凶，而我们之前经常忽略，甚至对此全无认知。

一项在日本开展的为期 7 年的研究，跟踪了超过 50 万名 40 ~ 74 岁的人，最终证实了有一项人体生理指标直接关联各类慢性健康问题，如肥胖、"三高"、糖尿病等，而且在疾病出现之前，这项指标可能已经发生了变化。这个指标就是尿酸，你可能仅仅听说尿酸与痛风或结石有关，但本书列举了多项相关研究成果，从各个方面佐证了即便尿酸水平仅升高 10%，都可能会催生一系列代谢性慢病，甚至全因死亡的风险也会随着尿酸水平的升高而显著增加。其实，无症状高尿酸血症才是真正威胁健康的沉默杀手。

那尿酸值多少算高呢？目前医学界对于不同人群尿酸值的规定不太一样，如男性与女性的尿酸值正常范围不同，但这本书建议无论是男是女，是成年人还是青少年，都应该保证尿酸值始终低于 5.5mg/dL（327.25 μmol/L）。相信大家看完这本书后会对身体的代谢、尿酸，以及日常饮食有全新的认识。

作为一名健康倡导者，我也多次在我发布的科普视频中，提到本书的内容——很多我们在生活中经常忽略的饮食因素，都可能是导致尿酸水平升高的元凶。很多粉丝朋友可能只是认为少吃富含嘌呤的食物就行，其实这并不能彻底解决问题。因为饮食中的嘌呤只占体内嘌呤总量的 20%，而 80% 嘌呤源于我们身体内部。那究竟是什么导致我们体内的尿酸水平升高呢？又该如何预防呢？相信随着深入阅读本书，你一定会恍然大悟。

臧迪（迪哥）
新西兰梅西大学营养学硕士
《精准营养：重新定义的健康科学》作者
抖音"迪哥精准营养"博主

推荐序

这是一本难得的好书。作者是戴维·珀尔马特医生。多年来，他始终站在医学研究的最前沿，致力于研究生活方式对健康和疾病的影响。曾有多本著作登上《纽约时报》畅销书排行榜的他，这一次将注意力转向了尿酸，揭示了这种经常被人们忽视的代谢物是如何威胁人类健康的，还告诉了我们能做些什么，来有效控制尿酸水平，从而让自己更苗条、更健康、更长寿。

我一翻开这本书，就被它深深吸引。这是一本基于 260 余篇科研论文的著作。作者在引言中写道："这本书是我努力的成果，它既记述了我的个人研究旅程，又是一份医学调查报告。"可以说，这本书是真正客观、科学、可信的。同时，它又是通俗易懂的。作者是提问题和讲故事的高手，这本书从头至尾充满着一个又一个生动的故事，吸引着人不断地读下去。

珀尔马特医生站在系统医学的高度，揭示了尿酸与慢性病之间千丝万缕的联系。此外，他还在书中给出了详细的降尿酸营养干预方案。除了饮食调整之外，他还介绍了营养补剂这种营养干预方式。目前，的确有一些营养补剂被证明可以改善整体代谢，有助于调控尿酸水平，如鹅肌肽、DHA、小球藻、槲皮素、木犀草素、益生菌等。

这是一整套基于功能医学的实用方案。作为临床医学的延伸，功能医学以"营养干预 + 健康管理"的双轮驱动，提供慢性代谢问题的专业应对策略，通过"养"来"医"。以往，高尿酸患者是关注嘌呤的摄取量，可事实上，仅仅控嘌呤是不够的。高尿酸患者需要关注的还有很多……

相信我，这本书非常值得一读。有关降尿酸的答案，它都可以提供！

高明

中国人民解放军北京军医学院原副教授

中国人民解放军总医院（301 医院）原副主任医师

引 言

　　这本书所讨论的内容与你的健康息息相关，能够让你拥有强健的体魄和敏锐的头脑，过上充实且充满活力的生活，拥有健康长寿的人生。可能你从未听说过尿酸，或者说从未想过这种代谢化合物除了和痛风以及肾结石扯上关系外，还在我们身体中扮演着什么角色。即便如此，这也并不是你的错，因为这些年来你所接受的外界信息本就如此。接下来，做好准备吧，我会让你对"尿酸"这个词有全新的理解。你的身体和大脑会因此感谢你的。

　　2020 年秋季的某一天，新冠疫情仍在全球肆虐，我像往常一样在外面跑步，耳机里播放着我最喜欢的播客栏目之一：彼得·阿提亚的驱动（Peter Attia's The Drive）。我习惯在跑步的同时完成许多其他事情，这样就可以在锻炼身体的同时也训练我的大脑和心智。这天，阿提亚博士播客的嘉宾——理查德·约翰逊博士——给我留下了深刻的印象。作为美国科罗拉多大学的肾脏病学教授，约翰逊博士给听众上了一节关于尿酸的、生动易懂的大师课，揭示了这种在体内鲜为人知、被低估的代谢物与人的整体代谢健康之间的惊人联系，剖析了它的下游生物效应——它能影响你所能想象到的几乎所有疾病。尿酸常被描述为一种无害的惰性代谢"废物"，通常随尿液排出（也随粪便排出，但这非主要途径）。许多人认为它只不过是我们正常生理过程中一个微不足道的、偶然的副产品。但事实上，尿酸的作用和意义重大，而我们对它的关注还远远不够。在人体最基础的新陈代谢过程的调节机制中，尿酸都发挥着关键作用。而这些新陈代谢过程中的某个环节一旦出错，就会导致许多我们这个时代很普遍的健康问题——从肥胖、胰岛素抵抗到糖尿病、血脂水平升高、心血管疾病，甚至认知能力下降和痴呆等。

第二天，我又重新听了一遍这一期的播客。约翰逊博士提到的那些信息和数据是如此令人叹服，以至于我当即开始做笔记，并对相关科学文献展开深入研究。我也正是从那时开始，掉进了"兔子洞"[1]——从现在来看，这倒也是一个令人满意又充满启发的洞。现在，包括约翰逊博士在内的全球许多科学家都在研究尿酸对人类生活的影响，尤其是在现代饮食中充斥着容易导致尿酸产生的成分的大环境下。我的研究从一个简单的问题着手，然而它的答案让人大开眼界。

Q：肥胖、胰岛素抵抗、糖尿病、非酒精性脂肪性肝病、高血压、冠心病、脑卒中，以及包括阿尔茨海默病在内的神经系统疾病，甚至早逝，它们有什么共同之处？

A：患者的尿酸水平都很高。

我对尿酸的研究探索终于解答了萦绕在我脑海中多年的一系列问题。的确，我们都知道糖会危害健康，但是它是怎么危害的呢？为什么有许多人即使严格控制饮食，却仍然无法控制体重和血糖，并且还是会患上一些严重的疾病呢？为什么高血压患者的比例在不断上升，

1　译者注：兔子洞（Rabbit hole）这一说法出自《爱丽丝梦游仙境》，后多用来比喻未知、不确定的世界。

甚至青少年群体和处于标准体重的人群也未能幸免呢[1]？在美国销售的食品和饮料中，含糖商品占比约为 74%[1]，这些商品中的糖与不断增加的慢性退行性疾病的发病率之间又有什么联系呢？

接下来，你将逐渐发现这些问题的答案。

如果你已经拼尽全力来维护健康，但是仍然感到力不从心，达不到你想要的目标，那我觉得你一定会因为我接下来要说的话而感激我的。在你知晓了我在"兔子洞"里学到的东西后，你也会立刻获得力量。这本书是我努力的成果，它既记述了我的个人研究旅程，又是一份医学调查报告。当前学界文献中的数据都证明了关于尿酸的科学新知的重要性，我不希望要花几十年的时间才能将这一信息逐渐由医生传达给每个人（通常情况下这一过程差不多要用上 20 年）。我个人也很重视这个科学新知，甚至因此调整了自己的习惯，以确保我的尿酸水平能够维持在健康范围内。这并不难，而且会让你保持活力并且更加长寿。我们可以把对尿酸的态度与对吸烟的态度类比，回想一下，你会发现，在足够多的研究证明烟草和癌症的关系之前，我们对吸烟这一习惯也是一直持容忍态度的。过去，不吸烟的人群置身于烟雾缭绕的酒吧、餐馆中也不会过分担心，但如今我们对吸烟的看法却截然不同了。

几十年前的科学研究就已经证实了我们可以通过控制尿酸水平来获得健康，但在如今的医学知识体系中，这仍是一个知识盲点。在接下来的章节中，我将会为你配备一副新眼镜，让你能够用全新的视角去了解拥有和维持强健体魄的方法。

不为人知的历史

100 多年前，苏格兰内科医生亚历山大·黑格就曾发出警告：人

1　一组来自美国疾病控制与预防中心和美国心脏协会的令人震惊的数据表明，美国近 1/3 的成年人患有高血压，12~19 岁的青少年群体中，患高血压的比例也达到了 1/10。

的尿酸水平与偏头痛、抑郁症、癫痫、糖尿病、肥胖、肝病、心血管疾病、脑卒中、癌症、痴呆和风湿病等多种疾病之间存在关联。他于1892年出版了一本书，完整并详细地论述了这一突破性新发现，随后他还在1898年的《美国医学会杂志》上发表了一篇针对该书的评论性文章，进一步阐述了尿酸的作用。[2]但尽管如此，他的这一发现只是昙花一现，并没有流传至下一世纪。虽然黑格医生的科学发现很

有关痛风的描述可以追溯到古埃及时期。在公元12世纪左右，一位名叫兰道夫·博金的英国修道士首次使用了gout这个单词来代替了podagra（在希腊语中的字面意思就是"绊脚"）来描述痛风。[3]gout这个词由拉丁文Gutta演变而来，意思是"一滴"（液体），起源于一种名叫"四体液说"的古老医学学说。这一学说认为，人体不同器官含不同性质的体液（血液、黏液、黄胆汁、黑胆汁），4种体液一旦比例失衡就会导致各类疾病的产生。[4]在这一学说的影响下，痛风被认为是由于血液中的恶液"滴"到了关节上而引发的疾病。但是，痛风和其他疾病之间的关系其实早已为人所知。公元2世纪时的古罗马医生盖伦便曾描述了痛风和心血管疾病之间的联系，并称痛风是一种由"骄奢淫逸"的生活引起的疾病。[5]

先进，但对那个年代的人而言，这些观点过于超前了。此后的日子里，人们仍然仅仅只是将尿酸视为一种细胞代谢的惰性废物，对它的认知也只停留在这样的结论：尿酸水平过高，会导致肾结石和一种被称为痛风的关节病。大多数从未患痛风或从未有肾脏问题的人都认为尿酸只是一种无害的生物化合物，无须过多在意。

痛风被视为一种代谢性疾病——过多的尿酸侵蚀了骨组织，在关节处形成尖锐的针状矿物晶体（尿酸结晶），进而引发炎症和疼痛，有时疼痛甚至达到令人难以忍受的程度。众所周知，痛风对人的脚趾的趾间关节"钟爱有加"。从国王到诗人、科学家和探险家，历史上

许多名人都曾饱受痛风的折磨，包括亚历山大大帝、查理大帝、亨利八世、克里斯托弗·哥伦布、列奥纳多·达·芬奇、艾萨克·牛顿、约翰·弥尔顿、大不列颠王国安妮女王、本杰明·富兰克林和阿尔弗雷德·丁尼生勋爵等。尽管痛风在男性中更为常见，但在女性进入更年期后，痛风的发病率也会有所提高，与男性发病率的差距进一步缩小。

从 20 世纪 60 年代至 90 年代，美国的痛风患者的数量增长了 1 倍多，并且这一数值一直在持续增长，痛风这种疾病影响了将近 1 000 万人。[6]痛风已成为我们这个时代最常见的炎症和免疫系统疾病之一。[7]有趣的是，在痛风的患病率逐渐上升的同时，肥胖率和代谢综合征的患病率也在逐步上升。与此相对应，含糖食品和饮料，包括汽水和果汁（没错，也包括深受大众喜爱的橙汁和苹果汁）的消费量也在增加，这些产品中一些成分会导致高尿酸血症（尿酸水平升高）和痛风。

有关尿酸的讨论并非仅仅局限于痛风。据统计，在美国有 21% 的人患有高尿酸血症，也就是平均 5 个人中就有 1 个，他们不得不应对一系列因此而出现的健康挑战。[8]糟糕的是，他们中的绝大多数人是不知道自己的健康问题的根源是什么的，因为他们并没有患上痛风或者没有肾脏问题。虽然尿酸水平测试通常包括在常规血液检查中，是我们许多人每年体检的一部分，但可以肯定的是，患者和他们的医生很少会注意这项结果。下面，我想先聊聊一个医学领域的专业术语——无症状高尿酸血症，即患者尿酸水平高但无明显不良症状。值得注意的是，这个医学术语定义中所指的不良症状只包括痛风和肾结石。实际上，无症状高尿酸血症绝非对人体无害，也绝不仅仅是痛风或肾脏问题的早期信号。你很快就会知道，在症状出现之前，无症状高尿酸血症很可能已经引发了一场无休止且不可逆的风暴，并激发了一系列难以捉摸的生物反应，最终导致血糖和血压升高、"坏胆固醇"增加、体脂过多和全身炎症等身体问题，为各种慢性退行性疾病的出现埋下了隐患。简而言之，高尿酸血症的出现会先于这些使人变衰弱的退行性疾病，而这些疾病一旦患上，便难以治愈。令人难以置信的是，在人类漫长的进化过程中，尿酸水平升高对我们人类而言曾是一种生存机制。关于这一点，我也会在书中详细解释。

直到最近20年，科学家们才开始重新审视黑格博士的发现，并证实他确实发现了许多可预防的疾病的核心发病机制。如今的医学文献中也有大量的证据证明尿酸水平升高是许多疾病的征兆，如2型糖尿病、高血压等。一些临床医生现在更是开始专门用药物来帮患者降低过高的尿酸水平，从而达到控制这些疾病的进程的目的。但是，你接下来就会了解到，我们本可以通过对一些生活方式进行简单直接的调整来降低尿酸水平，并且一般情况下无须诉诸药物干预。

多年来，我一直在查阅世界各地的顶级医学文献，意图弄清楚为什么上述疾病的发病率持续飙升。当然，我们的饮食和生活方式已经改变了，但我觉得除此之外仍然有某个因素被忽略了。最终，我在研读一些行业最前沿期刊论文的过程中将答案拼凑完整，这些文献都揭露了一个不容争辩的结论，那就是我们所面临的这些健康挑战是现代人所选择的生活方式和尿酸之间的联系的最终结果。尿酸是我们需要了解的关键角色。20世纪时我们知道了C反应蛋白能反映身体的系统性炎症水平，与现在折磨我们的许多疾病存在关联。在21世纪，我们则发现了尿酸水平与功能障碍和疾病存在关联（从长远来看）。我们需要控制体重、血糖和血压，同样，我们也需要控制尿酸水平。在人体内的各类化学反应中，尿酸绝不是一个无足轻重的角色。相反，如果不加以控制或管理不善，它将会是引发许多健康问题的罪魁祸首。

美国风湿病学会曾发表过一篇具有里程碑意义的论文，指出尿酸水平升高是16%的全因死亡病例和39%的心血管疾病的罪魁祸首。[9]但不幸的是，大多数医生对尿酸仍然不够重视。在2017年发布的一篇引人注目的评论文章中，研究人员曾写道："血清尿酸水平（血液中尿酸浓度）升高也是糖尿病最好的独立预测指标之一，并且它通常是胰岛素缺乏和 2 型糖尿病发展的前兆，因为我们研究发现 25% 的糖尿病病例可归因于血清尿酸水平过高，我们还发现血清尿酸水平升高与胰岛素抵抗和 2 型糖尿病密切相关。"[10]研究人员还表示："血清尿酸是中老年人患糖尿病的一个重要的独立危险因素。"[11]独立危险因素是一个你接下来会反复听到的术语，科学家用它来指特定的条件或测量值。由于尿酸本身会对身体造成伤害，所以从这个意义上我们也可以称尿酸水平为一种独立危险因素。一个尿酸水平较高的人，即使没有其他导致 2 型糖尿病的风险因素（如肥胖），仍会因为尿酸的作祟而患上糖尿病，这一点下文我也会加以解释。

至于导致现代人尿酸水平升高的主要因素，毫无疑问，就是果糖——一种最便宜、来源最充足的食品成分，也是在我们的认知中相对"安全"的一种糖，因为它不会直接导致血糖水平升高。[12]我可不是在诋毁新鲜水果中的果糖。我说的是精制的、高度加工而来的果糖，许多日常食品中都有它的身影，包括我们喜爱的沙拉酱、调味品、烘焙食品、零食、饮料，甚至一些你认为的不含糖的食物。你可能大致了解果葡糖浆（又被称为高果糖玉米糖浆）对身体不好，但你不知道这种成分已经变得多么普遍，更不知道你吃其他形式的糖也会摄入过多的果糖。直到最近 10 年间，果糖的真实面目才开始在医学期刊中得到揭露——这里所说的果糖与你祖母所知的果糖无关。尽管国际顶尖医学期刊《柳叶刀》在 1970 年就刊登了关于果糖会引起高尿酸血症的文章，[13]但在那之后几十年，我们才逐渐全面了解了果糖的负面影响。

高糖饮食会导致各种健康问题，这已经不是什么新鲜事了。但是大众并不知道糖对我们身体造成毁灭性打击的原因和方式，特别是这里还涉及了非天然来源的果糖。了解果糖的生物机制和它与尿酸的微妙关系——微妙但绝非微弱，能帮助我们解释那些棘手疾病的根本原因。事实上，人体研究和动物研究的结论都表明，果糖会导致许多负面的代谢效应，而这是将饮食中的糖和肥胖关联起来的主要因素。[14]人体处理果糖的过程有尿酸的参与，而这间接导致了肥胖风险的增加。

除了果糖，导致尿酸水平升高的另一个罪魁祸首是一类叫作嘌呤的化学物质，它存在于所有活细胞中，能够维持人体正常的生理功能，但就像体脂一样，过量也会导致问题。嘌呤是一种有机化合物，细胞可以用它来制造脱氧核糖核酸（以下简称为 DNA）和核糖核酸（以下简称为 RNA）的构建模块，在嘌呤被身体自然分解时尿酸就会生成。具体而言，由于腺嘌呤和鸟嘌呤是 DNA 和 RNA 的基本单位（即核苷酸）的重要组成部分，所以任何与组织（细胞）分解有关的活动都会导致尿酸水平升高，伴随着受损、濒死和死亡的细胞的降解，嘌呤就会被释放出来并在此过程中转化为尿酸。除此之外，嘌呤也是其他许多重要生物分子的组成部分，如我们体内的能量货币三磷酸腺苷（以下简称 ATP）以及维持人体生化反应所需的辅酶等。

嘌呤这种物质远比人们想象的更常见。除了在细胞更新过程中可以由人体自然生成外，它们还大量存在于各种食物中，包括一些海鲜、肉类、杂粮面包、啤酒，甚至一些豆类和叶类蔬菜等。这些外部来源的嘌呤进入身体后，主要在肝脏、肠道和血管内皮进行代谢并最终分解为尿酸。也正是因为嘌呤多出现在我们所认为的富人所享用的奢华食物中，所以痛风一直以来也被认为是"病中之王和帝王病"。[15]但同时，嘌呤也潜伏在许多深受大众欢迎的健康食品中。在过去的 10 年中，大量的流行病学调查显示，摄入富含嘌呤的食物与血液中尿酸浓度存在关联。千万不要因此而怪罪蔬菜，因为正如我们下文会说到的，尽管某些蔬菜（如花椰菜、菠菜和蘑菇）可能富含嘌呤，但它们可能并不会导致尿酸的增加。[16]

半个世纪以来，低嘌呤饮食一直都是易患痛风和肾结石的人群的推荐饮食。并且这种饮食也越来越多地被推荐给那些希望调控尿酸水平和身体新陈代谢水平的人。诚然，痛风和肾结石还受到遗传因素影响，但是即使遗传基因使你不易患痛风，这也并不意味着你不会遭受慢性高尿酸血症导致的其他后果。[17] 我们对体内这种化合物的了解，为我们探索如何实现人体完美健康提供了重要线索。

对那些几乎尝试了医生认可的所有饮食法，但是仍然没有看到任何效果的人来说，下一步可以把控制尿酸水平设为目标，这能帮助你填补当前的"健康公式"中缺失的巨大空白。如果不将尿酸考虑在内的话，即使你尝试再多的饮食法，无论是低碳饮食、纯素饮食、生酮饮食，还是原始饮食、鱼素饮食、无凝集素饮食，甚至是地中海饮食，可能你都不能永久地减掉多余的脂肪或者轻松地控制血糖和血压。另外，在理解了关于尿酸的科学新知后，我们还需要改变我们对血糖指数的态度，以及我们对一些所谓的健康食品的看法。尿酸水平通常可以通过以下方法达到平衡：进行简单的饮食调整；高质量的睡眠和充足的锻炼；尽量减少服用会导致尿酸水平升高的药物；食用或补充一些有降尿酸功效的食物和营养素，如酸樱桃、咖啡、维生素 C 和槲皮素（后两者存在于许多食物中，也可以通过服用补剂摄入）。此外，培养微生物群落对控制尿酸水平也至关重要，有研究表明，尿酸水平升高与肠道中会引发炎症的有害细菌的显著增加之间存在相关性。我把这本书中列出的饮食方案称为"降尿酸饮食"。在这本书中，你将学习如何降低尿酸水平，以及如何在尿酸值降下来之后将其维持在理想水平。

我的研究令我获益颇丰，这些新知识是我几十年前的医学院学习过程和之后作为神经科医生治疗患者的经历都未曾教给我的。我成为一名医生的一个重要原因就是好奇心。好奇心是我做一些事情的动力。我喜欢天马行空式的生活，好奇心促使我不断地问自己：为什么患者会出现这样的问题，以及我们在解开了这些谜团之后，如何做才能改变我们作为医生的应对方式，从而更好地为患者服务？对我来说，仅仅治疗一种疾病的症状是远远不够的——例如，使用一种药物来降低血压或平衡血糖。我想做的并不是仅仅"治标"，而是找到导致这些问题和许多其他问题的根源，从而"治本"。正如我多年来一直喜欢说的一句话：我真正的兴趣在火，而非仅仅是烟。

一个新的健康风向标

尽管黑格博士的研究成果早在一个多世纪前就发表了，但直到2005年左右，尿酸才被普遍认为是痛风和肾结石的风险标志。世界各地的科学家在一项又一项研究中证实，尿酸会影响我们的健康。在日本，控制尿酸水平不止用于单纯治疗痛风，还成了医学实践的主流方法。在探索尿酸对我们生活的影响的过程中，我获得了大量出人意料并且令人信服的有用信息。例如，尿酸水平的升高会直接导致脂肪存储增加，这背后也是有原因的，并且这个原因可以追溯到数百万年前，关于这一点你很快就会理解（并因此而感叹）。简单来说，我们的灵长类祖先需要高水平的尿酸来建立脂肪储备，以确保自己在面临食物和水短缺等来自环境的挑战下得以生存。

但我们都知道，对于生活在发达国家的大多数人来说，粮食短缺并不是如今的现实问题。在本书中，我将探讨这样一个观点：我们人类进化历史中所获得的基因突变，导致我们的尿酸水平远远高于未经基因突变的灵长类祖先。（我们的尿酸水平也远超其他哺乳动物。）尿酸可以帮助早期人类储备脂肪并且获得产生胰岛素抵抗，从而起到维持生命的作用。我将详细阐述这种强大的生存机制是如何保障我们祖先的生存和繁衍，以及它们是如何将这些基因传递给后代的。通过我的讲述，你会明白，当我们生活在如今这个物质极大丰富的时代时，环境和进化是如何相互冲突的，以及这些基因突变现在又是为何对我们的健康有如此强的毁灭性。这是一个引人入胜的故事，通过它，能够帮你学会控制你的胰岛素敏感性、血压、脂肪，甚至你的腰围和各种疾病的患病风险。

当研究者们起初探索尿酸在除了痛风和肾结石以外的其他疾病中的作用时，正如预期的那样，主流医学一开始认为这些研究是愚蠢的。而现如今，这一观点非但不被认为是愚蠢，还获得了相当多的关注，全球许多研究者都在展开相关探索，因为尿酸的确有可能导致我们这个时代常见的许多健康问题，包括肥胖、糖尿病、心血管疾病和其他慢性炎症或者退行性疾病等。如果我们想要更长寿、更健美、更健康，并且想避免一些完全可以预防的危害生命的疾病，那么我们都需要了解相关信息。

自我评估：如何发现生活中的尿酸炸弹

不了解自己的尿酸水平？你之前的常规检查中肯定也有涉及，另外你也可以像测量血糖、体重或者体温一样，自己在家中测量你的尿酸水平。尿酸水平的数值是一个每天都在变化的动态数值，所以知道自己的尿酸水平固然重要，但更重要的是要了解影响这个数值的因素，比如饮食、药物，甚至是睡眠质量和活动量等。在深入探究尿酸在人类生活中所扮演的角色，揭露尿酸背后的所有令人赞叹的科学新知之前，让我们先从一个简单的问卷调查入手，它可以揭示出哪些习惯可能正在悄无声息地伤害着你。

你需要尽可能诚实地对下列语句做出判断。不要去想这些陈述所暗示的与疾病的联系，如实答复即可。在接下来的章节中，你将明白为什么我要使用这些特定的陈述，以及确定你的健康风险水平。注意，如果你觉得自己在"是"和"不是"之间犹豫，或者"有时"或"很少"是你的下意识反应，那就先回答"是"。

□ 喝（任意种类的）果汁。

□ 喝含糖饮料，如苏打汽水、调味茶和运动饮料。

□ 吃含糖的食物，如麦片、烘焙食品、果脯和糖果。

□ 使用木糖醇作为人工甜味剂或食用含有木糖醇的食品。

□ 服用利尿剂（也称为水丸）或小剂量阿司匹林。

□ 喝啤酒和烈性酒。

□ 存在甲状腺功能衰退的情况。

□ 服用免疫抑制药物（如环孢素）和（或）β 受体阻滞剂。

□ 超重或肥胖，体重指数（以下简称 BMI）在 30 及以上。

□ 被诊断出患有高血压。

□ 喜欢野味。

□ 吃动物器官，如肝、肾和胰脏等。

□ 每周吃 3 次或 3 次以上的红肉或红肉制品，如牛肉、羊肉、猪肉、火腿。

□ 吃很多高嘌呤的海鲜，如沙丁鱼、凤尾鱼、鲭鱼、贻贝、扇贝、鲱鱼和黑线鳕鱼。

□ 吃熟食肉或包括培根在内的加工肉制品。

□ 有银屑病和（或）关节损伤。

□ 有代谢紊乱，如患有胰岛素抵抗或者 2 型糖尿病。

□ 家族有痛风和（或）肾脏疾病的病史（如肾功能不全）。

□ 睡眠不好。

□ 不会积极地定期锻炼。

答案中"是"越多，你的健康风险也就越大。但不必惊慌。只要你理解并掌握了相关的知识和诀窍，反思并修正你的习惯，你很快就能大幅降低你的健康风险。

另外很有趣的一点是，突发性感染、脱水、运动过度、断食及速成节食也会导致人体内的尿酸水平升高。我在问卷中并没有列出这些风险因素，因为它们通常是与尿酸水平的暂时升高有关，并不能反映大多数人长期存在尿酸问题的主要原因。不过，这些因素在本书中我都会探讨；另外，我将在第一章首先解决那些感染过新冠病毒的人的问题，因为这些人在健康方面可能会遇到其他未知的风险，需要特别注意。在本书接下来的章节中，我将教你们如何理解你们的尿酸值，并且为你们提供一个新的目标值，这个值将重新定义目前的尿酸参考值范围。仅处于正常范围已然不够。如今要谈论的是如何维持在最佳范围内。相信我，将其控制在最佳范围对你大有好处。

另外，你也应当明白如何重新思考其他数值在你的健康公式中的位置，如你的血糖和糖化血红蛋白水平。后者检测的是你过去 3 个月的平均血糖水平。这是诊断糖尿病前期和糖尿病的常用方法。但你的医生推荐的目标值可能和我说的不一样。告诉你一些冷知识：糖化血红蛋白数值达到 5.5% 时，大脑就会开始退化，但医生认为这一数值属于正常范围。[18] 还有，105 mg/ dL（5.83 mmol/ L）这一在医生看来属于正常的血糖值，却与痴呆的发展有显著的关联。[19] 无论你只是在为健康而担忧还是正在处理什么健康问题，你都需要实现两个基本目标：保证代谢率处于健康范围和控制全身炎症水平。即使你不知道我说的这些目标是什么意思，接下来，你也很快就会理解。一句话，控制尿酸水平可以帮助你实现这些目标，而这将是你通往活力和健康的大门。

本书会向你证明，尿酸绝不仅仅是一种代谢副产物或者惰性废物。是时候改变人们对这种化合物的偏见了，其实人体内的很多反应都是由尿酸精心安排和激发的。虽无意冒犯其他医生，但我必须要提醒你的是，如果你没有痛风或者肾脏问题，那医生很可能会忽略你常规检查中尿酸水平异常的问题。他可能会告诉你："别担心。"但事实并非如此。他甚至可能会嘲笑有人会把降低尿酸水平看作一项重要的健康目标。你要知道的是，人们往往都不看重他们所不了解的东西。

我过去说过的，无论发生什么，我们都可以选择自己的生活，并且可以对现代医学抱有信心，相信它能为不可避免的疾病提供治疗方法。但不幸的是，这种模式注定要失败。如果你关注阿尔茨海默病的话，就会知道目前还没有针对它的任何有效的医疗方法。如果谁研究出治疗方法，绝对是值得受到众人膜拜、万人敬仰的。但在此之前，我们先掌握了一项科学新知，它清晰地向我们揭示了如何通过选择正确的生活方式以尽可能地预防这种不治之症。缓解疾病的症状，如用药物降低血压或血糖，服用能促进心脏跳动的药物等，并不能解决疾病的潜在根源问题。这同样也只是灭烟不灭火，治标不治本。这本书旨在让你保持健康，为你配备一个全新、先进、并且经过深入验证的工具，它将很快成为你工具箱中所有工具中的最得心应手的那个。

准备好了吗？让我们开始吧！

目　　录

第 1 部分　重新认识尿酸

第 2 部分　再见，高尿酸！

第 1 部分

重新认识尿酸

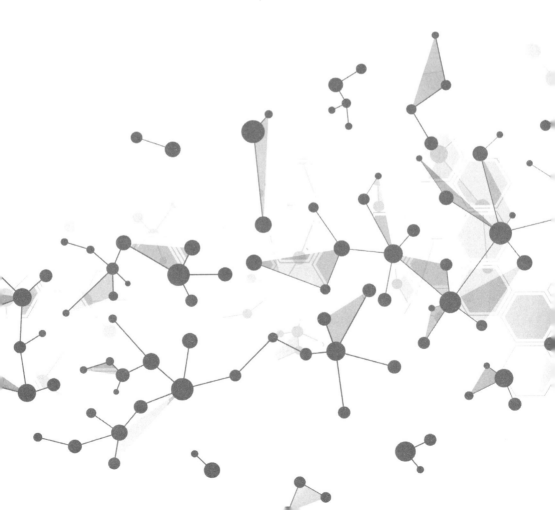

不要再因无法掌控健康、无法控制体重而抓狂，从现在起，准备好变成一个快乐又博学的人吧。

众所周知，我们的膳食选择、锻炼、睡眠和减少压力等因素都是获得全面健康的关键。但有些时候，我们所获取的建议太多，反而很难知道到底该吃什么、该怎么锻炼、该如何获得安稳的睡眠，以及该如何最好地放松等。而且，当我们不知道为何这些目标重要时，积极性也会随之减弱。是时候在掌握关于尿酸的新知识的背景下寻找健康和疾病之间的隐性差异了。是时候以一个全新视角，走向通往健康和活力的道路了。我已经和世界上许多这一领域的专家讨论过这个问题，阅读了所有的科学文献，为你们做足了所有的功课。正如我前文所提到的，医学界有许多能帮助我们活得更健康、让我们更长寿的宝贵知识，在临床应用之前，它们往往都会在医学文献中埋没许多年。由于各种各样的原因，这些知识从实验室走向临床医学（比如在医院和诊所中得以应用）的转换有自己的自然时间表。幸运的是，尿酸终于迎来了属于它的时刻。如果你问问研究这一新领域的科学家，他们一定会告诉你一场变革正在进行中。

在本书的第 1 部分中，我们将深入研究尿酸背后令人叹为观止又令人着迷的生物学知识。本部分内容会涉及一些历史内容和生理学知识，以及许多在第 2 部分你可以亲身付诸实践的有关降尿酸饮食的知识。其实，降低尿酸水平并使其保持在健康范围内并不像你想象的那么难。你并不需要完全改变生活方式，也不需要跟所有甜的或者美味的食物说再见。我保证，所有我给出的策略都已经过验证，你可以很容易地理解并付诸实施。你所需要的就是对你的日常习惯进行细微调整。但在我们讨论这些细节之前，你需要先对尿酸这种化合物有一个完整全面的了解，因为它对你现在和未来的健康有着深远的影响。在第 1 部分结束时，你会对你身体内的生理过程有全新的认识，并会想尽可能地使它的运转保持在最佳状态。

得益于表观遗传学的研究成果，我们现在有能力保护我们的身体不过早衰退，防止智力退化，并调整影响我们的遗传密码的行为方式。接下来，我们将继续探讨这一话题。首先，我先列举一些有趣的知识。

- 尿酸只有 3 种来源：果糖、酒精和嘌呤（嘌呤是一种存在于 DNA 和 RNA 中的有机分子，也存在于食物、某些饮料和人体自身组织中）。
- 尿酸会促进脂肪的产生——即使你没有超重或肥胖问题，它也会让你的腰围变粗，并在你的肝脏中囤积脂肪。
- 高尿酸水平与许多疾病有着密切的相关性，如心血管疾病、认知能力下降、血脂异常等。此外，它还与超重或肥胖、甚至有些患者的死亡密切相关。

虽不知你的想法，但对我来说，降低各类疾病的死亡率才是重中之重。如果这意味着除了关注其他有助于长寿的因素外，还要注意尿酸水平，那么我会致力其中。而现在，我也想邀请你一起加入。

第一章

尿酸与慢性病的惊人联系

尿酸与糖尿病和痴呆等
现代疾病的潜在联系

尿酸所影响的并不仅仅是脉搏,

它还会以某种方式影响身体循环和一些重要器官的功能,

且影响程度很深,这也再次印证了我一直所说的因果关系是真实存在的。

——亚历山大·黑格《致病因素:尿酸》(*Uric Acid as a Factor in the Causation of Disease*),1892

自然法则是我们每个人都接受并遵循的法则，比如重力作用、时间和空间原则，以及食物和水对人类生存的重要性等。一提到自然法则，你可能会想到一些古老的哲学家，一些如今只能在博物馆中才能看到的人物（以画作或雕像的形式存在）。即使你从未学过物理、化学或者医学，你也可能会想到这样几个名字：希波克拉底、亚里士多德、柏拉图、牛顿，也许还会想到医生盖伦。最后一个或许你没听过，盖伦是一名古罗马帝国时期的医生，是首位系统描述人体动脉中的血液以及颅神经的医生。在近代历史中，我们有伟大的微生物学奠基人路易斯·巴斯德、首位研发出功能性疫苗的英国医生爱德华·詹纳、告诉我们勤洗手对公共卫生的重要性的匈牙利产科医生伊格纳兹·塞麦尔维斯、提出相对论的阿尔伯特·爱因斯坦，以及彻底改革了20世纪医学实践方式，教导医生不应过度依赖教科书，要在临床实践中学习的威廉·奥斯勒爵士。但是，你可能没有听过我在引言中所介绍过的这位名叫亚历山大·黑格的苏格兰医生。

与其他取得过医学突破的医生一样，黑格博士起初也拿自己做了试验。他记录了自己在尝试了一种能降低尿酸水平的饮食之后，身体健康状况大幅改善。19世纪末，为了解决困扰自己多年的偏头痛问题，黑格博士决定不再吃肉。然后，奇迹就发生了，肉类中的确含有会提高体内尿酸水平的成分——嘌呤（详情见下两页方框中的内容）。在此基础上，黑格教授又提出了除头痛和偏头痛之外，尿酸过量还可能会导致抑郁症和癫痫。最终，他得出结论，许多常见的疾病，比如心血管疾病、癌症、痴呆、痛风和脑卒中等，都与尿酸水平升高有关。事实上，由于黑格教授曾潜心研究尿酸与血压和血流的关系，所以他也是最早将尿酸过量与高血压联系起来的医生之一。在他 1892 年的开创性著作《致病因素：尿酸》中，他这样写道：

> 如果我的前提成立且推论合理——尿酸真的像我所发现的那样对身体循环有如此大的影响的话，那么尿酸确实在某种程度上主导我们人体的各项功能、营养代谢以及影响人体组织和器官，程度之深是我们之前从未想到的，尿酸不仅会导致某些人体组织纤维化，还能够直接影响人体组织的形成、发育以及最终的衰败和分解的全过程，涉及的组织包括最重要的神经中枢和最活跃的腺体，也包括指甲、皮肤、毛发结构等。[1]

　　尽管黑格博士的著作发行了 7 版，被翻译成多种语言，世界各地的许多病人都来找他咨询，甚至包括印度和中国的患者，但他的贡献在 20 世纪只被少数人提及，几乎不为外界所知。然而，到了 21 世纪，越来越多的人指出尿酸是对西方社会的健康挑战，与之相关证据越来越多，医学界已然无法继续忽视。是时候重新审视理查德·约翰逊博士所说的"生理警报信号"了。[2]

嘌呤和尿酸的联系

　　嘌呤是存在于人体内的天然有机物质，在体内发挥着重要作用，是合成人体的核心遗传物质——DNA 和 RNA——所需的重要成分。事实上，嘌呤属于一种名为含氮碱基的含氮分子家族；它们参与 DNA 和 RNA 中的核苷酸碱基对

（主干）的构建。想象一下 DNA 结构——经典的双螺旋梯子状：它的每个阶梯都含有嘌呤分子。这意味着当遗传物质被分解时，嘌呤就会被释放出来。

嘌呤是生命的真正基石：嘌呤和嘧啶（也是一种含氮的碱基）共同作用，能帮助每一个生物体合成遗传物质。当它们通过细胞上的特殊受体与特定细胞连接时，还会发挥其他重要作用，并且造成深远的影响——影响血液流动、心脏功能、炎症和免疫反应、疼痛体验、消化功能和营养素的吸收。有些嘌呤甚至可以作为神经递质和抗氧化剂。

人体内大约 2/3 的嘌呤是内源性的——它们是由人体自然生成并存在于细胞内。你体内的细胞一直在不断地死亡和再生，来自受损或死亡细胞的内源性嘌呤必须被处理掉。嘌呤也存在于许多食物中，如动物肝脏、某些海鲜和肉类以及烈酒等。这些通过饮食进入我们体内的外源性嘌呤，会作为消化过程的参与部分被代谢掉。由上可知，你体内的总嘌呤含量是内源性嘌呤和外源性嘌呤的总和，当这些嘌呤被身体处理后，最终代谢产物就是尿酸。嘌呤本身并不一定是有害的，但如果体内的嘌呤过多，以致身体无法及时处理，就会有过多的尿酸在血液中积聚。大部分的多余尿酸会溶解在血液中，经由肾脏，随尿液离开身体。但很多事情会阻碍人体正常的排尿酸行为，导致尿酸在血液中积聚至高浓度，对新陈代谢造成不良影响，在整个身体中引发多米诺骨牌效应。

高尿酸和高血压

几十年来，世界各地的科学家们一直在努力寻找高血压和心脏病这两大主要致死疾病的发病根源。一项始于 20 世纪中叶并延续至今的研究改变了传统认知，带来了新的见解，现代医学也因此开始重新审视尿酸。下面，我们就展开说说。

这项研究就是著名的弗雷明汉心脏研究，它是美国最有价值并且最受尊敬的研究之一，为我们提供了大量的数据，帮助我们了解了一些疾病（尤其是头号健康杀手——心脏病）的风险因素。研究始于1948年，当时弗雷明汉在马萨诸塞州招募了5 209名年龄在30~62岁、无心脏病及脑卒中史且并未有过任何心血管疾病症状的男性和女性受试者。自试验开始之后，随着时间的推移，这些受试者的后代也逐渐成为受试者群体，科学家通过对这些群体的仔细监测，对大量可能会影响人体生理状态的不同因素的线索进行了记录，包括年龄、性别、社会心理问题、身体特征和遗传模式等。尽管这项研究最初针对的重点是心脏病，但它也为糖尿病和痴呆等许多其他疾病的研究提供了特别的，甚至可以坦率地说是难以抗拒的机会。

1999年，该研究的作者在一项报告中指出，尿酸水平升高并不是导致心脏病的独立因素；他认为，高血压会导致心脏病的患病风险增加，而心脏病风险增加则会导致尿酸水平升高。[3]然而，理查德·约翰逊博士认为，鉴于该研究的研究人员并未在实验室动物身上对他们的假说进行验证，所以其结论毫无说服力。约翰逊博士当时任职于美国佛罗里达大学医学院，潜心研究肥胖、糖尿病、高血压和肾脏疾病的根源已有数十载，并且发表了数百篇研究论文。他开展了一项研究，意图探索使用药物升高尿酸水平是否会导致血压升高或者肾功能受损。[4]就在几年前，他发现在小鼠身上即使轻微的肾脏损伤也可能导致高血压，这一发现让他和他的同事们大为震惊。[5]这个试验促使他们开展了更进一步的研究，从而揭示了小鼠体内尿酸水平升高导致高血压的2种主要方式。[6]

首先，高尿酸水平会引发一系列生化反应。这些反应被统称为氧化应激，从而导致血管收缩。在这种情况下，心脏必须更加努力以促进血液循环，血压因此而升高，而降低尿酸水平则会防止这一情况的出现。其次，体内尿酸持续过剩可能会导致肾脏出现持久性损伤和炎症，这样肾脏就无法正常工作并排出盐分。这些盐分滞留进一步导致血压升高，因为在血液中的多余的盐会将水吸入血管，这会增加血管中的血液总量，随着越来越多的血液流经你的血管，血管内的压力自然会增加，就像将水阀拧到最大时软管中的情况。

约翰逊博士和他的团队后续也研究了人体内尿酸水平升高时是否会出现相同反应，他们测量了一些近期被诊断为高血压的肥胖青少年的尿酸水平。[7]令他惊讶的是，这些青少年中有90%都存在尿酸水平过高的问题。他和他的团队继续跟进研究，让其中30名患者服用了别嘌醇。别嘌醇是一种通过阻断人体内生成尿酸所需的酶来降低尿酸水平的药物。值得注意的是，在服用药物后，85%的青少年的血压恢复了正常。这项极具启发性的研究早在2008年就登上了《美国医学协会杂志》这一权威期刊上，此后其结果更是被世界各地的其他研究人员多次复制，包括一些针对成年人的研究。一些针对无症状高尿酸血症的成年人所进行的研究也证实，通过服用别嘌醇来降低尿酸水平能够改善包括血压、血脂和炎症标志物在内的许多影响身体健康的指标，从而改善心血管功能和大脑功能。[8]但是，科学家们仍需要时间来完全阐明这些令人大开眼界的发现背后的因果关系，他们需要时间来收集和研究所有和尿酸相关的证据。[9]

高尿酸触发脂肪开关

研究中有一个问题一直困扰着约翰逊博士：肥胖和高血压到底孰先孰后。尿酸除了是高血压的诱因之外，是否也是肥胖的诱因？约翰逊博士想到了我们人类的进化（史）和"最胖者得生存"的概念：我们和其他灵长类动物一样，天生就会在能量充足时储存脂肪，以应对食物短缺的情况。当食物充足时，我们能很有效地储存能量。在某些情况下，我们也会对胰岛素产生抵抗，以便将血液中宝贵的葡萄糖保存下来，供大脑使用，从而使大脑能够保持完好的功能和敏捷的反应——这让我们能够找到食物和水。约翰逊博士将这种特殊的机制称为"脂肪开关"，并进一步解释说，这是由一系列在智人出现之前的数百万年间发生于我们的祖先体内的基因突变造成的。核心是与尿酸氧化酶有关的突变，这种酶能将尿酸转化为其他容易被肾脏排出的物质。尿酸氧化酶存在于大多数鱼类和两栖动物、部分哺乳动物中，甚至是细菌中，但它不存在于鸟类、大多数爬行动物或人科的哺乳动物中，人科的哺乳动物包括我们的已灭绝的祖先和我们人类。

我们的尿酸氧化酶究竟发生了什么？难道是大自然母亲犯了一个可怕的错误吗？并不是。在从猿到人的进化过程中，我们的祖先为了自己的生存与繁衍，破坏了制造尿酸氧化酶所需的基因，把它们变成了"假基因"，或者你也可以把它理解为变成了生物版本的计算机的受损文件。[10]简单来说，就是编码尿酸氧化酶的基因发生了突变，从而阻止我们的祖先及我们生成这种酶。我们的祖先必须使各种控制尿酸氧化酶生成的基因失活来提高尿酸水平，以开启"脂肪开关"。也就是说，尿酸氧化酶越少，尿酸就会越多，进而开启体内的"脂肪开关"。

但是，通过舍弃与尿酸氧化酶有关的基因的功能来储存更多能量，减少饥饿风险，提高生存机会的这种做法是一种非常冒险的进化妥协。我们的尿酸氧化酶基因已经失效，这就是为什么我们人类血液中的尿酸含量是其他哺乳动物的 3 ~ 10 倍（这容易诱发某些健康问题）。事实上，我们现在无时无刻都可以获得能量，而我们的身体根本就没有进化出一种生理功能来处理这些能量。在所有能量来源中，果糖尤其令人反感，因为正如我稍后会提到的那样，果糖极容易触发脂肪开关，导致人体囤积脂肪，并且还会直接通过尿酸的作用提高血糖和血压水平。简单地说，在身体代谢果糖时会有尿酸生成，如果没有尿酸氧化酶来有效分解这些尿酸，脂肪开关就会保持在"开"的状态，那么果糖最终将转化为脂肪。"从水果到脂肪"的生理机制使得古代灵长类动物能够度过漫长的、没有食物的冬天。然而，如今环境已经改变了，但我们的基因——以及我们的生理功能——却并没有改变。

更糟糕的是，尿酸的积聚会增强果糖的作用。这将是对人体的双重打击。研究人员已经证实，吃高果糖食物的小鼠比吃更健康一些的食物的小鼠要吃得更多并且活动得更少。[11] 另外，吃高果糖食物小鼠还会积累更多的脂肪，部分原因是果糖抑制了瘦素——一种让我们停止进食的激素——的分泌。即使是适量摄入果糖也会对肝脏健康、脂肪代谢水平、胰岛素抵抗水平和饮食行为产生巨大影响。[12] 我很快就会更详细地讲解这背后的生化知识，但现在我们要知道的是，尽管我们的基因使我们很容易在如今这个能量充盈的世界里发胖，但我们可以有意识地选择能量来源，不同来源的能量对人体的影响并不是一样的。我们还须懂得如何去利用一些身体喜欢的后援力量：睡眠、锻炼和限时饮食。

高尿酸和全因死亡

来自土耳其和日本的一组研究人员曾直截了当地将 2016 年的一篇论文定名为《代谢综合征中的尿酸：从无辜的旁观者到核心参与者》，该论文指出尿酸已被正式"列为包括高血压、代谢综合征、糖尿病、非酒精性脂肪性肝病和慢性肾病在内的多种慢性疾病的罪魁祸首。"[13] 他们的结论也很有意义："虽然尿酸曾经只是痛风或肾结石患者饭后才会谈论的话题，但如今它已被评估为肥胖、糖尿病和心肾疾病的疾病交响乐演奏会中潜在的指挥大师。"（心肾疾病是指涉及心脏和肾脏的一系列疾病。）

2020 年，日本的研究人员开展了一项更宏大的研究，他们花了 7 年时间跟踪研究了 50 多万名年龄为 40 ~ 74 岁的人，观察了他们血液中尿酸含量与心血管病死亡以及全因死亡之间的关系。[14] 他们发现，"男性血清尿酸浓度 ≥ 7mg/dL（416.5 μmol/ L）、女性血清尿酸浓度 ≥ 5mg/dL（297.5 μmol/ L），就会导致全因死亡率的危险比显著增加。类似的趋势在心血管疾病死亡率的研究中也有出现。"该研究揭示，无论男女，即使血液尿酸水平只是轻微升高，也会成为死亡的独立危险因素。此外，造成男性和女性死亡的尿酸浓度阈值可能有所不同。我知道我还没有讲到这些具体数值，但在这里，我要告诉你，无论男女老少，最好都将尿酸浓度保持在 5.5mg/dL（327.25 μmol/ L）及以下（这可作为后面会提到的信息的预告）。与现有的医学指南中给出的正常目标相比，这个建议数值要更为严格，但要记住，我们的目标就是追求最佳，所以标准也会更高。尽管男性的尿酸水平通常高于女性（并且男性患高尿酸血症和痛风的总体风险更高），但这并不意味着将尿酸浓度维持在 5.5 mg/dL（327.25 μmol/ L）及以下是痴人说梦。不过，这可能意味着一些男性要比女性更努力地降尿酸，更应该遵循本书倡导的降尿酸饮食计划。

不要忘记我在引言中简要强调过的那项开创性研究。该研究发现，在 8 年的时间里，尿酸水平较高的人全因死亡的风险增加了 16%，死于心血管疾病的风险增加了近 40%，死于缺血性脑卒中的风险增加了 35%，缺血性脑卒中是因向大脑供血的动脉发生阻塞引起的。[15] 此外，研究人员还发现了滚雪球效应，即血液中尿酸浓度每升高 7 mg/dL（416.5 μmol/ L），死亡风险就会增加 8% ~ 13%。这项研究的规模并不小，研究选取近 4 万多名 35 岁及以上的男性和近 5 万名同年龄段的女性受试者，且后续开展了多年的跟踪研究。我发现真正值得关注的是，研究表明，高尿酸的致死风险要高于冠心病！另外，在我深入研究的过程中，有一点发现让我印象深刻：你可能没有高血压，你可能没有肥胖或者糖尿病，你甚至可能连烟都不抽，但尽管如此，如果你的尿酸超标了——哪怕只是超了一点点，也会导致你过早死亡的风险增加。

高尿酸和非酒精性脂肪性肝病

还有一个值得思考的问题是，我们为什么之前从没听过这一点呢？正如我前文所说，我们先前只听说过痛风患者或者肾结石患者的尿酸会超标。但是，现在我们终于认识到无症状高尿酸血症是隐秘的杀手。过多的尿酸确实会伤害你的身体，但由于你没有任何症状，也没有痛风或者肾脏问题，所以你并不知道伤害正在发生。然而，无症状高尿酸血症可用于帮助我们预测高血压、糖尿病、慢性肾病和非酒精性脂肪性肝病等疾病的发展。非酒精性脂肪性肝病是最常见的慢性肝病之一，被称为是"高血压的新兴驱动因素"。[16] 在过去 20 年里，非酒精性脂肪性肝病的患病率翻了一番。在西方国家，这种疾病的患病率为 24% ～ 42%，亚洲国家则为 5% ～ 30%。[17] 同样，尿酸在这一疾病的进展过程中也是"厥功至伟"——它直接促进了肝细胞中脂肪的增加，从而最终导致了非酒精性脂肪性肝病。

脂肪肝在酗酒者中很常见，因为过量饮酒会导致肝脏中的脂肪超标。然而，大量很少喝酒甚至不喝酒的人也会经历同样的过程、面临同样的问题——身体新陈代谢紊乱导致肝脏脂肪堆积，损害肝脏功能，并可能导致无法治愈的瘢痕和肝硬化。众所周知的是，导致非酒精性脂肪性肝病的主要原因是肥胖、糖尿病、血脂异常和胰岛素抵抗。但其实，高血压和高尿酸水平也与非酒精性脂肪性肝病有关联，并且新的研究表明，与现有普遍认知所相反的是，即使你没有超重或肥胖也有可能会患非酒精性脂肪性肝病。[18] 现如今，许多人虽然拥有理想体重，但是仍然患上脂肪肝，为身体健康埋下隐患。事实上，一些医生已经开始通过使用药物和调整生活方式的方法来降低患者的尿酸水平，从而达到减缓非酒精性脂肪性肝病发展的目的。[19] 而这意义深远。

高尿酸和炎症

炎症是连接所有这些疾病的潜在因素之一。而尿酸超标和全身炎症升高存在密切联系，高尿酸会放大并加剧炎症。[20]许多人都知道，慢性炎症是许多严重健康问题和死亡的根本原因，它与冠心病、癌症、糖尿病、阿尔茨海默病以及几乎所有你能想象到的慢性疾病都有关联。虽然现在已经没有人质疑脚趾被踩（出现急性红肿——明显的炎症症状）和患上阿尔茨海默病（其核心机制是看不见的、难以察觉的炎症）之间的联系，但就在不久之前我们还无法理解这一事实。当然，这也并不意味着踩到脚趾就一定会导致阿尔茨海默病，但这两个问题都有一个共同的基础问题：炎症。同样，心脏病和癌症虽然是两种不同的疾病，但它们也有一个共同的基础问题：炎症。

2004年2月23日，美国《时代周刊》的封面使用了一个似乎着火的人的剪影图片，并配上了醒目的标题：神秘杀手。[21]专题报道是关于"炎症与心脏病、癌症、阿尔茨海默病和其他疾病之间令人意想不到的联系"。[22]当时，这一观点仅仅作为一种"理论"存在，大多数证据都是"间接"的，但随着各种疾病的患者在服用消炎药之后病情都得到了全面的显著改善，上述观点逐渐被人们认可。[23]回想起来，我们的认知速度也真的是令人惊讶，我们从刚刚开始了解慢性疾病的根源到现在也不过短短不到20年的时间。同样令人震惊的是，我们身体数千年来一直在使用的、可以帮助我们抵御微生物入侵和帮助愈合伤口的策略——发炎，竟然也可能会脱离我们的控制，从而导致我们长期发炎——炎症不再是一种短暂而有益的免疫防御机制，而是变得持久而有害，让我们最终无法安享晚年。从进化的角度来看，我们好像是成了自己成功进化的受害者。

我很喜欢借用我的好朋友兼同事大卫·路德维希博士的一个比喻。他是美国哈佛大学医学院的营养学研究员、医生和教授，他是这样来描述我们体内的火焰的："想象用砂纸摩擦你的手臂。不久，这个部位就会红肿疼痛——这是急性炎症的症状。现在想象一下，由于饮食不良、压力大、睡眠不足、缺乏足够的锻炼等因素，这个炎症过程在你体内持续了很多年，影响了你所有重要的器官。慢性炎症可能不会马上让人感到痛苦，但它是我们这个时代许多严重疾病的起因。"而现在，在这个故事中，我们需要把尿酸也考虑在内——这也是我们成为自己成功进化的受害者的另一表现。目前正在进行的研究显示，尿酸水平和慢性炎症水平是同步上升的。

慢性炎症水平通常是通过血液中 C 反应蛋白的含量来衡量的。你可能对 C 反应蛋白已经有过一定了解，知道它是体内炎症的常见标志物，很容易通过血液检查来检测。C 反应蛋白的理想水平是 3 mg/L（3 000 μg/ L）及以下，超出这一数值则可能会引发各类疾病。许多因素都与 C 反应蛋白的增多有关，包括超重、糖尿病、高血压、吸烟、雌激素替代疗法、高胆固醇，甚至一些遗传倾向等。C 反应蛋白水平过高是身体功能障碍和疾病的共同特征，它与许多炎症症状都存在联系，如风湿性关节炎、冠心病、老年性黄斑变性、帕金森病、出血性脑卒中和 2 型糖尿病等。我认为，C 反应蛋白水平过高还是导致脑损伤、认知能力下降、抑郁和痴呆（包括阿尔茨海默病）的巨大风险因素。而如今，我们还知道了尿酸水平和 C 反应蛋白水平之间的关联：尿酸水平升高与 C 反应蛋白水平及其他炎症化学物质的增多直接相关。举例来讲，意大利研究人员和美国国立卫生研究院下属的国家衰老研究所共同开展了一项合作，研究在连续 3 年监测并研究了一大批年龄为 21 ～ 98 岁的男性和女性的数据后发现，尿酸的增加直接预示着未来 3 年 C 反应蛋白水平会提升。[24]

另一组研究也同样令人担忧，德国一组研究人员曾试图探索尿酸和炎症化学物质（包括 C 反应蛋白）之间的联系，他们调查了超过 1 000 名年龄为 30 ～ 70 岁的患有稳定性冠心病的高危患者，并发现尿酸水平升高比 C 反应蛋白或白介素 -6 这两个炎症标志物更能预测未来可能出现的心血管疾病。[25]他们在研究结论中指出，即使在调整了一些风险因素后，尿酸水平升高和心血管疾病患病风险增加之间的关系仍然"具有统计学意义"。研究人员还认为，单单是尿酸超标这个因素本身就可以导致这些不良事件的出现，而炎症标志物和心血管疾病之间并无这种联系。此外，最令人不安的是，这项研究还发现，即使是在正常范围内的尿酸水平升高也会增加心血管疾病发生的风险。

值得重申的是：即使正常范围内的尿酸水平上升，仍然会使患心血管疾病的风险明显增加。有研究证实了这一点——研究表明尿酸水平能真实反映炎症的水平，它不仅可以作为炎症的替代标志物，同时也是炎症的放大因子。这就意味着尿酸水平与所有和炎症相关的疾病直接相关。也正因如此，在我们谈论疾病风险时应当将高尿酸放在核心位置。

结论显而易见：不对尿酸水平加以控制可能意味着你的健康的终结。我需要补充的是，这不仅仅是成年人和老年人的问题，这一结论同样适用于儿童。许多人认为他们患上慢性疾病是由于年龄大了，是身体自然磨损引起的，但事实并非如此。越来越多的儿童开始被诊断出以前只在成年人身上出现的问题——胰岛素抵抗、糖尿病（新冠疫情期间，儿童的 2 型糖尿病病例增加了 1 倍多）、肥胖、非酒精性脂肪性肝病、心血管疾病的早期迹象，以及尿酸超标等。[26]经过 10 多年的大规模研究，现在医学文献已经证实，儿童时期尿酸水平升高会影响（甚至可以预测）其成年后高血压和肾病的发展。[27]显然，许多年轻人的疾病的早期表现就是高尿酸血症，但是许多人并未注意到。有趣的是，青少年唾液中的尿酸水平甚至可以预示出他们以后的体脂水平。[28]这也意味着我们有了一种新的可以无创检测青少年生理状况早期变化的方法，从而提前规避一些可能导致体重和新陈代谢出现不良后果的变化。

了解你的身体数据

在第 2 部分中，我会建议你至少每周有一次在早上检测一下自己的尿酸水平，然后再进食或者锻炼。尿酸测试能够让你了解自己的健康状态和新陈代谢情况，从而给予你机会去预测未来自己可能会出现的健康问题及衰老风险。一般而言，我们在睡觉时体内尿酸含量会增加，并在早上 5 时左右达到峰值，而有趣的是，这个时间点也是每天心脏病发作的高峰。

此外，我还会建议你定期检测血糖，而且最好能连续使用同一个血糖检测器，这样能让你准确地知道自己在任何给定的时间所处的状态，以及你的日常选择对你的生理功能的影响。你可以实时追踪你的身体对食物、进餐时间、锻炼、压力和睡眠的反应。

定期检测尿酸和血糖是最有效的健康管理策略之一，有助于你确定采取干预措施的时间。采取的干预措施包括减少某些食物的食用量和进行锻炼安排等，目的主要是提高新陈代谢率。然而，我所提到的降尿酸饮食并不需要你进行自测。只要你遵循这个计划，即使不测试，我也相信你的身体会变得更加强健，你的健康状态也会越来越好。等你真的达到那种状态时，你很有可能想要再看看代表你的"成绩"的那些数据呢！

高尿酸和代谢综合征

虽说多年来医生普遍知道有肥胖、心脏病和血脂异常等问题的人尿酸水平要高于血脂水平正常且身材苗条的人，但直到现在他们才真正意识到尿酸的重要性，以及尿酸在肥胖和血脂的联系中的重要作用。

现如今，在全球范围内，肥胖率以及与肥胖相关的疾病的患病率都在迅速上升。相关数据令人震惊：20 岁以上的美国人口中有 73.6% 的人超重或肥胖。这占到了所有成年人口的将近 3/4。即使单统计肥胖率，目前 20 岁以上的成年人的肥胖率也有 42.5%。[29]《国际肥胖杂志》2019 年刊登的一篇论文甚至指出，预计到 2030 年，美国将有整整一半的成年人被认为肥胖。[30] 这一数据是相当惊人的。而更令人震惊的是，与肥胖紧密相连的糖尿病现在也折磨着超过 10% 的美国人。即使是儿童也不能幸免，12 ~ 19 岁的青少年和 6 ~ 11 岁的儿童的肥胖率均超过了 20%。[31] 甚至 2 ~ 5 岁的幼儿的肥胖率都略高于 13%。[32]

作为被归为代谢综合征的众多代谢性疾病之一，肥胖已然成为 21 世纪公众健康的最大威胁。通俗来说，代谢综合征就是会增加心脏病、脑卒中、糖尿病、睡眠呼吸暂停、肝病和肾病、癌症和阿尔茨海默病风险的一系列病症。代谢综合征甚至会大大增加新冠病毒的感染风险（见第 21 ~ 23 页方框中的内容），并且可能会导致患者出现新冠长期后遗症。

代谢综合征包括 5 个关键特征——如果你满足其中 3 个，基本就可以确定你有代谢综合征问题了。

□ 高血压

□ 血糖超标

□ 腰部脂肪过多（男性腰围超过 101.6 厘米，女性超过 89 厘米）

□ 甘油三酯（血脂的一种）超标

□ 胆固醇水平异常（尤其是高密度脂蛋白胆固醇数值过低）

大多数代谢综合征的特征并不明显，除非刻意寻找，否则并不容易发现。许多医学专家都表示，代谢综合征可能是你从未听说过的最常见却最严重的病症，并且目前的患病率仍在上升。目前已知有近 35% 的成年人患有这种疾病，在 60 岁以上的人群中，这一比例更是达到了 50% 左右。[33] 尽管超重和肥胖人群确实比体重正常人群要更容易患上代谢综合征，但这并不意味着体重正常的人就不会患代谢综合征。2020 年美国疾病控制与预防中心就曾援引过纽约大学研究人员的一项研究结论——即使在体重正常的群体中，患有代谢综合征的人也要比没有此类病症的人的死亡风险高 70%。[34]此外，该研究还发现体重正常但患有代谢综合征的人群的死亡率甚至高于没有代谢综合征的超重或肥胖人群。这项研究的研究人员还表示，应当重视并尽早检测这些并没有超重或肥胖问题的代谢综合征患者的病理情况。如果你的体重正常，但却符合上述特征中的 3 个或 3 个以上，那么可能你的身体已经隐约出现许多问题了，你一定不可避免会受到尿酸的影响，尤其是它在创造和储存脂肪方面的影响。事实上，代谢综合征的许多症状都涉及制造和储存脂肪关键环节，因此研究人员现在正在考虑给代谢综合征起一个新名字——脂肪囤积综合征。[35]

许多人可能认为代谢性疾病的伤害不大，也不认为代谢性疾病会真的像所说的那般严重提高人们罹患各种疾病或者发生致命感染的风险。这类想法情有可原，毕竟人们普遍认为高血糖、高血压或高胆固醇这类疾病都可以通过服用药物或改变生活方式来控制。但是，代谢紊乱对人体而言绝对是一场灾难——不仅会显著增加人们患糖尿病、心血管疾病和慢性肾脏疾病的风险，还会增加在晚年阶段患许多退行性疾病的风险，包括阿尔茨海默病等。不过，虽然糖尿病和脑部疾病是最费钱也是对身体影响最大的疾病，但就像我前文所说的那样，这些疾病在很大程度上是可以预防的，并且它们之间还存在着独特的联系：患上 2 型糖尿病之后的人患阿尔茨海默病患病的风险至少增加了 1 倍，如果本就是阿尔茨海默病的易感人群，患病风险更是会增加 4 倍。[36]如若你在 60 岁之前患上了 2 型糖尿病，那你患痴呆的风险也会增加 1 倍，并且糖尿病的患病年限越长，痴呆的患病风险越高——患病年限每增加 5 年，患痴呆的风险会增加 24%。[37]研究还表明，食用过多含糖食物导致认知功能严重下降的过程甚至无须糖尿病的介入。[38]

第 1 部分　重新认识尿酸

20

换句话说，无论是否患有糖尿病，血糖越高都将意味着认知功能下降越快。同样的关系也适用于尿酸：即使没有痛风或肾脏疾病，尿酸水平越高，认知功能也会下降得越快。科学家们已经证明了尿酸水平升高、大脑萎缩和认知能力下降之间的直接联系。高尿酸血症"无症状"的说法可以就此终结了！此外，现在科学家开始将"大脑中的果糖代谢"视为阿尔茨海默病的主要潜在驱动因素之一。[39] 接下来，你将了解背后的原因，认识到果糖在大脑中的作用方式及其代谢方式可能会对大脑的能量水平造成损害，并最终影响大脑的健康和功能。

高尿酸和糖尿病

尿酸和代谢综合征之间的关系是当前最热门的研究热点之一，而这个问题的研究无法避开果糖这个人体的头号公敌，因为它会促进尿酸水平的持续上升，从而加剧代谢综合征的症状。来自伊朗的一个研究小组曾精心设计了一项涵盖全球 15 项研究的大型荟萃分析，研究结果显示，当代健康成年人患上代谢综合征的主要原因之一就是通过食用含糖饮料等工业化食品摄入了过多的果糖。[40] 这项研究并没有专门研究尿酸，但是这并不意味着尿酸可以置身其外，毕竟它是果糖代谢的重要下游产物，而且现在也有大量研究证实了尿酸是果糖导致代谢综合征的诱因之一，高尿酸血症现在甚至开始被称为代谢综合征的新标志。[41]

关于新冠病毒感染

感染新冠病毒致死与代谢功能紊乱之间的联系乍一看可能不太明显，但是，这种联系其实是内在的、深远的，并且与本书的整体前提都密切相关。想了解这一难以捉摸的联系也不难，你只需看看代谢综合征患者群体中的新冠死亡率有多高。2021 年 1 月中旬，研究人员公开宣称，代谢综合征患者在感染新冠病毒之后，往往会出现严重不良反应。[42]相关的统计数据令人震惊：与没有代谢综合征的新冠患者相比，有代谢综合征的新冠患者的全因死亡率增加了40%，对重症监护服务的需求增加了68%，对机械通气治疗的需求增加了90%。目前，越来越多的文献也开始研究尿酸与新冠病毒感染之间的联系。研究结果同样表明，同样是新冠患者，尿酸水平超标的患者最终发展为重症（进入重症监护室并且需要借助呼吸机），甚至其死亡的概率要比尿酸水平正常的新冠患者高2.6倍。[43]因此，当新冠病毒通过船只、飞机、火车和汽车等渠道在全球传播时，一场全球性健康灾难早已注定。

关于新冠病毒，目前我们的了解还不够深入，不清楚它会对感染者带来怎样的长期影响。目前，在我的研究领域，医生和科研人员正在试图弄清楚新冠病毒感染对大脑功能会有哪些影响、会带来哪些长期并发症，以及新冠患者之后是否会有出现包括阿尔茨海默病在内的神经退行性疾病的风险。新冠病毒感染最初是一种呼吸道感染性疾病，但除此之外，它也是一种炎症性血管疾病，会给身体造成长期影响，对人体几乎所有组织造成损害，包括心血管和神经系统的组织。人们渐渐发现这种病毒会导致神经系统缺陷，从轻微的（如味觉和嗅觉的暂时丧失），到更严重（如脑卒中、癫痫和精神错乱），甚至是焦虑和抑郁等精神障碍等，因此人们逐渐意识到这不仅仅只是一场严重的流感。一项大型研究统计也表明，有近1/3的新冠确诊患者在6个月内出现了神经或精神疾病。[44]因此，鉴于其特殊影响，这里我们就将新冠病毒感染作为单独话题拿出来聊聊。

即使在全球疫情平息后，我们仍将生活在漫长的余波影响下，在此期间，数千万新冠病毒感染者可能仍将需要无限期地应对新冠后遗症，即所谓的"新冠长期症状"。目前，人们认为新冠长期症状的两大主要驱动因素是器官和血管损伤以及免疫反应过度。一个人是否会受到新冠长期症状的影响很可能是基因、表观遗传和环境因素复杂相互作用的结果。我希望我们可以通过积累的这些数据掌握隐藏其后的规律，从而帮助我们更好地预测未来可能出现新冠后遗症的人群范围，并且为这些人群提供最佳的治疗方法。目前，美国各地也开始出现许多新冠长期症状康复项目，如纽约市的西奈山医学中心就建立了后新冠诊室。如果你受新冠长期症状的困扰，我建议你参加一个康复项目，尽最大可能接受最顶尖的治疗。

虽然我们可能无法控制癌症和化疗这些因素对免疫调节功能的负面影响，但是在面对糖尿病、冠心病和肥胖等问题时，我们仍然可以通过改变生活方式来控制其发展。感染新冠病毒后是否会发展为重症（甚至死亡）的重要决定因素之一就是肥胖。在《肥胖评论》上刊登过一项由几所大学和世界银行的研究人员开展的荟萃分析[1]——对 75 项探索肥胖与新冠病毒感染之间关系的研究，如肥胖对新冠病毒感染风险的影响，以及肥胖对新冠病毒感染致死率的影响等。[45]研究结果为二者之间的联系提供了有力的证据。与非肥胖者相比，肥胖者感染新冠病毒的风险高 46%，感染后住院的概率高 113%，进重症监护室的风险高 74%，新冠病毒感染致死的风险更是高 48%。研究明确指出，从机制上来讲，肥胖会影响上述指标的主要原因在于它会干扰免疫功能，肥胖者的免疫障碍导致其更容易受到慢性疾病和传染性疾病的双重冲击。这也导致全球很大一部分超重或肥胖人群面临更大的肺部病毒感染风险（包括新冠病毒感染风险）。

近期的研究成果都强调了一点，那就是我们不能再忽视尿酸的作用或者单纯把它看作一种无害的代谢废物了。尿酸应当与血糖、体重、血压和低密度脂蛋白胆固醇（一种有害胆固醇）等几十年一直被医生关注的生物指标一样，受到同等重视。不止如此，我也十分赞赏许多研究人员现在还持有这样一个观点：尿酸还会助攻血糖等上述身体指标的异常升高。[46]对此观点，我是十分赞同的。本书也将围绕这一

1　译者注：荟萃分析，指对具备特定条件的、同课题的诸多研究结果进行综合的一类统计方法。

观点展开讲解，让你更加了解尿酸对人体这些生物指标的影响。补充一句，这种影响也导致研究人员明确地将尿酸过高视作许多心血管代谢疾病和肾脏疾病的发病预兆。[47]

从生物学的角度去尝试理解尿酸与一系列疾病之间的潜在联系的确不是一件易事，但是不要担心，我会用便于理解的语言把这一切解释清楚。我发誓，这个过程定会充满乐趣。举个例子，你肯定想不到，尿酸水平升高与胰岛素抵抗[1]之间的联系似乎会对血管内壁——也就是血管内皮——造成损伤。[48]下面，让我来解释一下原理。

为了便于理解，有必要先补充一下一氧化氮的相关知识。一氧化氮是一种由我们的身体自然产生的物质，对人体健康的诸多方面而言都是十分重要的。它最重要的功能大概是促进血管舒张，也就是使血管扩张。血管扩张时，血管的容积会增加，从而降低血压并促进血液循环。因此，一氧化氮也被认为是心血管系统最强大的调节分子之一。除此之外，一氧化氮对胰岛素功能也有重要影响，因为它的其中一个重要作用就是让胰岛素从血液进入细胞（主要是肌肉细胞中），从而让葡萄糖进入细胞并在这里转化为糖原（葡萄糖的储存形式）。[49]

而尿酸主要通过以下2种方式逐渐破坏我们体内一氧化氮的活性：破坏它的生成、破坏它的工作方式。[50]一旦这2种破坏同时出现，在缺乏一氧化氮和一氧化氮功能受损的情况下，人体的胰岛素功能会受到损伤，心血管的整体健康会受到影响。这就是为什么一氧化氮缺乏和一氧化氮功能受损与心脏病、糖尿病甚至勃起功能障碍有关（见第26～27页方框中的内容）。研究一氧化氮对人体作用的科学家们早就证明，降低一氧化

> 尿酸是预测人体健康状况的生物标志物之一。其他常见的生物标志物包括血糖、体重、血压、甘油三酯以及好胆固醇与坏胆固醇的比率等[2]。

1　胰岛素抵抗是导致2型糖尿病和肥胖的主要原因。
2　译者注：好胆固醇是指血液中高密度脂蛋白胆固醇，坏胆固醇则指低密度脂蛋白胆固醇。

氮水平是诱导胰岛素抵抗的一种机制。当他们用有一氧化氮缺乏问题的小鼠进行试验时，小鼠就会表现出代谢综合征的特征。

从生物学角度解释，一氧化氮缺乏使得胰岛素和葡萄糖之间出现了某种"路障"。胰岛素通过增加流向骨骼肌组织的血液量促进骨骼肌对葡萄糖的吸收，而这依赖一氧化氮的作用。没有足够的一氧化氮，胰岛素与葡萄糖之间的关联活动就会中断，胰岛素就无法发挥作用。此外，一氧化氮缺乏还会引发高血压，并使人体丧失血管顺应性[1]。

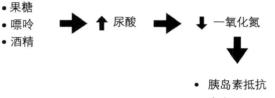

图1–1 尿酸与一氧化氮之间的关系

再来说说另外一项研究，这项研究证实了新确诊2型糖尿病的患者与健康人之间在尿酸值上存在显著差异。[51] 研究人员选取了一组年龄为40～65岁的人作为研究对象，测量他们的空腹血糖、胰岛素、糖化血红蛋白和尿酸的数值，结果显示新确诊2型糖尿病的受试者的这些数值都相对偏高。类似的研究还有很多，它们揭示了尿酸水平升高诱发糖尿病的几种途径：其中一种是尿酸水平升高直接导致炎症，进而引发胰岛素抵抗，如图1-1所示。

此外，正如我前文所说，尿酸水平升高还会导致氧化应激现象的发生，破坏细胞组织和DNA，降低一氧化氮功能（从而导致血管内皮功能损伤），所有这些也都会进一步加剧炎症。炎症效应不断积累，

---

1 血管顺应性指的是血管对血压变化做出适当反应的能力。

可能损伤胰腺细胞，甚至导致胰岛素受体基因突变，从而导致胰岛素的分泌减少。一旦胰岛素信号系统受损，就会引发代谢紊乱。

假若先前你没接触过这些知识，也不必担心，你很快就会全都掌握。你还将了解上述至关重要的生物过程如何与其他问题联系起来，如甲状腺功能不活跃和免疫功能障碍。经历过新冠疫情后，我们对免疫更加重视。我们开始想方设法去提高免疫系统恢复能力，包括自身免疫性疾病的自愈力，而这一探索势必需要我们对尿酸有所理解。[52]

人体内存在细胞自噬作用，这对我们的免疫力和寿命而言意义非凡。自噬是细胞大扫除的一种形式，本质来讲，这是身体移除或回收受损细胞或危险物（如制造麻烦的死亡"僵尸细胞"和病原体）的方式之一，能使细胞保持活力。在这个过程中，免疫系统得到增强，人患癌症、心脏病和自身免疫疾病等疾病的风险也可能有所降低。而问题的关键恰恰在于，尿酸会抑制自噬作用，削弱细胞的抗炎能力。换句话说，尿酸会阻止细胞清除体内危险物，使炎症反应无法平息。

尿酸与勃起功能障碍的联系

尽管我是一名神经科医生，但是上文我也提到过，在我的从医生涯中曾经接诊过相当一部分男性性功能障碍患者，他们中的大多数要么阳痿，要么存在一定程度的勃起功能障碍。许多这样的患者会依靠像"伟哥"这样的药物来帮助自己暂时摆脱困境。这些患者是来找我解决神经问题，而并非专门为了勃起功能障碍来找我的，然而在我询问他们在生活中所遇到的困扰时，他们所说的这一共同症状引起了我的注意。如果我当时已经意识到尿酸对人体的影响的话，可能那时我在问诊中也会涉及这个话题。

长期以来，学界一直认为勃起功能障碍与血管问题和心血管疾病有关，将这种病症视为血管功能障碍的标志之一，与冠心病密切相关。有高血压和小血管病变等心血管病史的男性是勃起功能障碍的高危人群。而现在，高尿酸成为能够导致勃起功能障碍的独立风险因素，即使患者血压正常。[53] 这是为何呢？

我们现在知道了尿酸会通过炎症和氧化应激反应破坏血管内膜，也就是血管内皮层。这会影响一氧化氮的活性，而一氧化氮是勃起功能所必需的。实际上，像"伟哥"和西力士这样的壮阳药物也是通过增加体内一氧化氮含量起效的。近期几项研究也表明，有高尿酸问题之后患勃起功能障碍的风险会增加近 36%。摄入了过多的含糖饮料与"勃起功能障碍的缓慢无症状的初期发展"有所关联，最终会导致完全勃起功能障碍。[54] 对那些不关心自己高血压、糖尿病和肥胖等病症，却在乎自己性功能的男性来说，这些发现可能正是他们所急需的。

最佳尿酸值：U 型曲线的中间点

在天体生物学[1] 中，适居带指的是某颗行星与其恒星远近合适的一片区域。在这个区域内，行星的温度符合液态水产生所需的理想条件。（当然，这个词也可以应用于其他学科，用来描述只发生在某些"刚刚好"的约束条件下的现象。）适居带是适宜生命形式存在的区域，处于此区域的行星的温度适宜且能保持稳定——既不太热也不太冷。地球就是适居带行星的一个典型例子。适居带这个术语来自童话故事《金发姑娘和三只熊》。在这个故事中，金发姑娘品尝了 3 碗不同的粥，最终她发现自己更喜欢既不太热也不太冷、温度刚刚好的那一碗。医学生物学家经常借用"适居带"一词来描述人体维持身体健康所需的因素的理想量。运动过多或者过少，都会对人体造成不良影响。同理，睡眠、饮食、血糖和服用药物也是如此，不能过少，但又不能过多。

对待尿酸亦是如此，关键在于要找到所谓"适居带"。[55] 虽然现在很少有人会因尿酸水平过低而出现健康风险，但我要指出的是，尿

1　天体生物学是研究地球及地球以外生命的天文学领域。

酸浓度长期过低——男性低于 2.5 mg/dL（148.75 μmol/L），女性低于 1.5 mg/dL（89.25 μmol/ L）——也可能会导致一些健康问题，其中包括患某些神经系统疾病、心血管疾病、癌症和一种叫作范科尼综合征的罕见肾脏疾病。目前这些关联还未得到充分验证，也不排除低尿酸只是无关因素的可能。你可能听说尿酸是一种抗氧化剂，是有益于身体的，但其本质上仍具有两面性：在细胞外的血浆中它可能具有抗氧化特性，但在细胞内它却会促进氧化反应。老实说，我也并不担心一些人的尿酸水平持续过低，因为对大多数人而言这根本不可能。患有慢性低尿酸水平疾病的人很有可能只是出于罕见的遗传原因，概率可能只有百万分之一而已。这就像体脂一样——体脂过高过低对身体都有害，不过超重和肥胖的人要远远多于体重过轻的人。

你也可以把"适居带"这个理想区域想象成是字母 U 的中间点——你不会想你的尿酸水平处于 U 的顶点，而是想要它处于最佳的中间位置。接下来，我们就来聊聊如何做到这一点。

20 世纪 70 年代中期，人们的尿酸水平出现了急剧的上升，这背后的原因已基本明确，关于这点我稍后会解释。但我在这里首先要明确告诉你，其中一个主要原因就是我们饮食习惯的变化。我们的 DNA 进化速度严重滞后于能量负荷的增长速度，尤其是无法应对我们日常饮食中果糖对我们人体的破坏。当你了解了果糖背后的科学，以及果糖的使用如今在我们生活中的普遍程度后，我相信你也会惊奇不已。你甚至可以自己测试一下：阅读食品标签，记录下你一天食用的食物和饮用的饮料中的果糖含量。然后你就会发现，我们现代人的尿酸水平上升以及退行性疾病发病率上升都是有原因的。

早在几千年前，自然法则就已经写入了我们的生命代码，负责支配和调节人体的生理功能。然而，许多代码也导致了我们今天的危险处境。让我们从头开始聊。

第二章

胖者生存：
人类基因的弱点

为什么人类容易
被尿酸问题困扰

若无进化之光，生物学毫无道理。

——杜布赞斯基，1973

霸王龙苏[1]不是一只快乐的恐龙。我们都知道霸王龙生活于距我们6 800万到6 600万年前的白垩纪时期，曾是地球上的爬行类巨兽中最凶猛、最著名的一种。霸王龙是食肉动物，但不会嗜食同类。与其他霸王龙一样，苏的前肢很短，脾气也异常暴躁，它（目前我们还未明确性别）的脾气甚至可能比其同伴要更急躁，更喜怒无常。它的暴脾气是有原因的，科研人员曾研究过其骨骼，并有了一个特别的发现：它患有痛风。[1]尽管如今爬行动物缺少尿酸氧化酶，但这种情况在恐龙（尤其是霸王龙）当中可能并不常见。这一发现引发了一些问题，比如为何痛风这一疾病能如此历史久远。

我们无法穿越回过去，也无法窥探生活在白垩纪时期的苏的捕猎习惯，不过天体物理学家告诉我们，我们或许能在某个时刻穿越到未来。我常常思考下列问题。未来的人类会是什么样子？我们人类的寿命上限在哪儿？我们的基因组又将带我们走向何方？显然，我无法回答这些问题，但人类历史教会我们一个道理，那就是我们必须学会尊重我们的基因组，敬畏其能力和理解其弱点。事实上，这也是最重要

1　苏是一具霸王龙骨架的名字，于1990年在南达科他州被发现。这具化石骨架的发现和挖掘本身就充满了戏剧性——这一过程中有一位化石商人被关进了监狱，美国联邦调查局和国民警卫队也曾扣押过这具化石骨架，最后骨架的主人在拍卖会中以830万美元的价格将其售出。这只恐龙是以其发现者苏·亨德里克森的名字命名的，她在进行考古探索时发现有一个山丘有块突起，进而发现了这具骨架。苏是如今世界上最大且保存最完整的霸王龙骨架之一。现在这具传奇的骨架正在芝加哥的菲尔德自然历史博物馆中展出。

的经验教训。而且，不幸的是，我们如今就处于进化的关键时期，如果我们想要继续生存并且发展下去，尤其需要重视这一道理。许多人就是因为不够重视基因组，所以出现了许多慢性疾病问题。形成于几千年前的人类基因组与我们人类当今所处的现实环境存在脱节，用科学家的话来说就是进化与环境不匹配。接下来，让我们来详细聊一聊这个话题。

尽管现在的科学技术十分发达，但是我们人类的基因组仍是非常原始的狩猎采集者的基因组。某种程度上讲，它非常"节俭"，因为它会让我们的身体在食物富裕期囤积脂肪。1962年，密歇根大学遗传学家詹姆斯·尼尔首次提出了节俭基因假说，解释了为什么2型糖尿病具有强大的遗传基础，以及为何自然选择会导致这一病症出现负面影响。他的科学论文的标题说明了一切：《糖尿病：一种因"进步"而对人体造成伤害的"节俭"基因型？》。[2]尼尔教授想知道，为何进化会选择一种会令人变虚弱的基因，让人即使在最理想的生育年龄，也要经历失明、心脏病、肾衰竭和过早死亡等疾病。至少从表面上看，这似乎对人类的未来不是一个好兆头。他还想知道究竟是什么环境变化导致了2型糖尿病患者的增加。尼尔教授认为，会导致我们患糖尿病的节俭基因在历史上曾经对我们人类是有益的。由于人类进化初期经常会出现长时间的食物短缺，所以我们祖先的身体便进化出了一种机制，能够帮助自己在食物充足期间开启脂肪开关，从而快速囤积脂肪。然而，现代社会改变了我们获取食物的方式，这种节俭基因的活跃就显得多此一举了——说到底，这只是让我们在为饥荒做准备罢了，即便它永远不会再现。

人类进化有自己的节奏。我们无法人为加速进化过程。人类基因组发生足以适应饮食方式改变的重大变化需要4万到7万年的时间。现在，我们人类与生俱来的节俭基因还无法做到停止在人类体内囤积脂肪。大多数的人类基因组包含非洲新石器时代的基因——自然选择的结果，这一自然选择从大约 300 万年前开始，一直持续到了大约 11 000 年前农业革命的时候。这些数字仍在不断更新，考古学家们一直在寻找有关人类进化年表的新线索。目前，考古发现显示农业革命是发生在 10 000 ~ 12 000 年前，11 000 年已经足够证明我的论点。11 000 年大概经历了 366 代人，却也只占了人类历史的 0.5% 而已。而工业革命和标志着西方生活方式开始的现代革命距我们也不过 7 代人和 4 代人的时间而已。在这短短的几百年时间里，人们的生活方式和饮食发生了迅速而彻底的变化（变化至今仍在继续），这使人们的生活习惯发生了前所未有的改变——这些习惯导致了尿酸水平的上升。工业革命让精制植物油、精制谷物和精制糖进入了大众的视野，后来的现代革命更是成就了垃圾食品产业。

1970—1990 年，我们人类的饮食习惯发生了灾难性变化，这段时间里我们对果葡糖浆的摄入量激增了 10 倍以上——这一增幅远远超过了其他成分或食物的摄入量变化。与此同时，肥胖和其他因高尿酸水平而加重的疾病的发病率也在增加。如今，美国人均每日所摄入的能量中，来自乳制品、谷物（尤其是精制谷物）、精制糖、精制植物油和酒精的能量占比超过了摄入总能量的 72%。[3] 而在那些生活于农业社会前的人类祖先的食物中，这些食物占比很少。事实上，提供加工食品的食品工业的存在时间只占了人类在地球上总生存时间的两万分之一而已！我们的基因还未适应当代的西方饮食和生活方式。

部分人可能会认为自己很难减肥或者保持体重的原因是体内有促进脂肪合成和囤积的基因，事实上，我们每个人都携带着能控制脂肪开关的节俭基因。这种基因是人体的一部分，并且在过去很长一段时间内，都是我们人类的保命工具。然而，我们万年前进化出的这种生理机制与当代的西方饮食与生活方式之间是不相匹配的，为许多所谓的"文明病"的发病埋下隐患，如冠心病、肥胖、高血压、2 型糖尿病、自身免疫性疾病和骨质疏松症等。之所以将这些疾病称为文明病，是因为这些疾病在狩猎—采集时期和其他生活和饮食方式未西方化的人群中是几乎不存在或者十分罕见的[4]（详情见下文）。我在下文也会提到这种现代生活方式的连锁效应，详细解释它如何激化炎症反应并且改变我们体内的微生物群，从而影响新陈代谢和免疫系统。我们现在掌握的证据显示，肠道微生物群的不良变化与尿酸的代谢及其在人体内的囤积存在直接关联——即使没有痛风或肾脏问题。

相关研究数据同样证明智人对原始环境的适应度最高。与饮食中含有大量精制糖和不健康脂肪的工业化群体相比，生活在当代的狩猎—采集部落和其他受现代习惯影响较小的群体的健康指标更正常、身体成分更合理、身体素质更好。[5]这些标志包括：

- [ ] 血压处于正常范围内偏低的水平；
- [ ] 血压和年龄之间没有关联（随着年龄的增长出现血压问题的情况很常见）；
- [ ] 胰岛素敏感性极高，即便已经处于中老年；
- [ ] 空腹胰岛素水平更低；
- [ ] 空腹瘦素水平更低（瘦素可以控制饥饿信号）；
- [ ] BMI 指数更低；
- [ ] 腰围身高比更低（意味着腹部脂肪更少）；
- [ ] 三头肌皮褶厚度数值更低（另一个测量体脂的指标）；
- [ ] 最大氧耗量数值更高（测量心肺功能的指标）
- [ ] 视力更好；
- [ ] 骨骼健康相关指标更好且骨折率更低。

与未西方化的人群不同，如果我们想要依靠自己 1.0 版本的身体在 2.0 版本的世界里运行，那么就需要强迫自己的身体去使用一种它从未学过的语言，当然，这是行不通的。在这里，我并不是想表达我们的基因组有多么的愚蠢或者原始。相反，它是一台非常强大的"机器"，只要我们能学会如何驾驭它，它就能为我们做许多事情。

很久以前的基因突变

故事要从 1 700 万年前到 1 500 万年前说起，也就是从中新世的早中期的某个时候开始说起。当时的世界与现在看起来略有不同：大陆板块仍在向现在的位置漂移，海藻林和草原这两个生态系统才刚刚在地球上出现。那时，南极洲刚与其他大陆板块分离；北美西部地区和欧洲开始出现山脉，东亚的珠穆朗玛峰也逐渐升高成型；原属于非洲板块的阿拉伯板块开始与亚洲板块相连，之前分隔非洲与亚洲的航道消失。中新世的动物与现代相比并无太大区别，那时哺乳动物和鸟类已进化得相当完全，且类人猿也已出现并开始分化。2 500 多万年前，最早的类人猿开始出现，它们很可能起源于东非。[6] 这些类人猿与猴子有着相同的祖先，像猴子一样住在树上，但它们的体形硕大，头骨和大脑也很大，且它们没有尾巴。那时的非洲是类人猿繁衍生息的理想环境，因为那里有郁郁葱葱的雨林果树。[7]

但这一时期地球的温度也在逐渐下降，并在距今 1 400 万年前出现了一次急剧下降，从而导致了冰河时代的出现，促进了非洲和欧洲之间的大陆桥的形成，大陆桥的出现使得我们的灵长类远祖开始从非洲向亚洲和欧洲迁移。持续下降的温度最终也成为强大的环境压力，只有那些能够长时间维持能量短缺的类人猿才能生存下来。整个"优胜劣汰"的过程是冗长缓慢的，前前后后经历了数百万年的时间，动物的基因也在这一过程中得到了改良。一些灵长类克服了这些挑战，成了我们的祖先，并最终迁移回了非洲，为未来人类的出现播下种子。

这些灵长类能够生存下来，主要秘诀是依赖它们独特的、能够合成和储存较多脂肪的能力——这能为长时间食物匮乏期提供能量储备，[8]可谓是"最胖者得生存"。当然，这也并不是说它们一定是超重或者肥胖的，不过，即使它们的体重保持在正常范围内，它们的基因也决定了它们会尽可能多地去储存一些额外的能量"以备不时之需"。我们的祖先经历了多次基因突变才将这个生存代码写入基因。其中有 3 次突变更是实际删除了负责编码尿酸氧化酶的基因。[9]正如前一章所说，尿酸氧化酶是一种分解尿酸的肝脏酶。它可以将尿酸转化为尿囊素，分解出的尿囊素具有水溶性，更容易被肾脏排出体外。我需要重申的是，虽然导致尿酸氧化酶基因失活的这几次突变在数百万年前确实对我们有所裨益，但是，它们也夺走了我们原本自身拥有的一些能力，使我们无法彻底清除体内尿酸，无法避免血液循环中尿酸过多而产生的副作用。

对现代人来说，这几次突变阻碍了人类对健康的追求。这里我所说的健康是指所有形式的健康，包括如体重在内的一些身体指标处于健康范围、没有疾病且新陈代谢正常等。在某种程度上，甚至可以说我们目前在进化上与我们的当前环境并不匹配。我们的尿酸氧化酶相关基因经过了多次的迭代突变，花了大约 5 000 万年的时间达到了目前的状态，而想要我们人类的身体能出现新的突变以适应现代的环境可能还要再等 5 000 万年才可以，如图 2-1 所示。

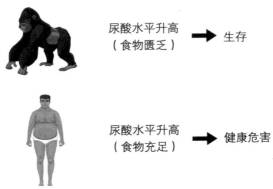

图2-1 尿酸氧化酶基因突变——过去和现在

作为原始饮食核心前提之一的环境变化速度与人类进化速度的不匹配，是我一个最感兴趣的研究。其实早在很早之前我就踏入了这一领域，1971 年 3 月 26 日，《迈阿密先驱报》将当时只有 16 岁的我所写的一封信作为"读者来信"刊登在了当天的报纸上。那可以说是我人生中第一篇刊文。

> 致编者：
>
> 连续看了三天两晚的塞布林赛车比赛之后，我忽然有了一个疑问："我们真的能适应未来的环境吗？"
>
> 或许我们的身体还是更适应居住在茂密的森林中或者柔软的沙滩旁，就像我们祖先一样，他们之前也是在这些地方长期生活的。
>
> 我认为单纯去山上住 2 周或者在海滩过个周末对我们的身体来说并不够，我们的身体还无法适应如今的"艰苦"环境。
>
> 也许在未来的几个世纪人类会快速适应环境，适应到处是啤酒罐、混凝土和嘈杂噪声的当代社会。我们会一代一代地逐渐进化出更强的肺，抵御各种环境污染。但是，那些被困在过时的"身体机器"中的当代人又要怎么办呢？

如今距离那封信的发表已经过去了几十年的时间，我们也看到了人类无法快速适应自己对现代化无休止的追求，无法适应"到处是啤酒罐、混凝土和嘈杂噪声"的环境。我们变得肥胖，喜欢宅在家里，习惯了久坐不动，我们受到嘈杂的现代生活方式带来的负面影响——这种生活方式加剧了我们的承受压力，破坏了我们的睡眠习惯。

我们的起源故事未完待续

我们对人类起源和进化的理解是一个不断发展的过程。自从我接受正规教育、首次了解早期人类史以来，许多概念都在被重新定义。直到21世纪，随着新的化石证据的出土，我们才意识到，大约2 100万年前，当一些大陆桥开始连接非洲与欧洲和亚洲（欧亚大陆）时，我们的祖先至少有2次迁徙出非洲。这意味着导致尿酸氧化酶相关基因发生突变的压力可能来自非洲以外的地区。一些化石证据也表明，一些欧洲类人猿迁移到亚洲，成了长臂猿和猩猩的祖先，而另一些则又回到了非洲，并进化为人类。到距今700万年前的时候，欧洲已经没有猿类了。

尿酸氧化酶相关基因的缺陷对我们祖先有益不仅仅是因为它能让骨骼被生存所需的脂肪覆盖，还因为尿酸水平升高能够引起血压升高，从而能够进一步帮助他们熬过脱水和缺盐的时期。你可能也知道，盐[1]会导致血压升高，因为它会阻止肾脏将水分排出体外。盐是大自然帮助我们保存体内宝贵水分的方式。然而，当干旱发生并且没有盐的帮助的时候，我们的身体就需要另辟蹊径。[10]

我们的祖先选择将果糖转化为脂肪，并且在尿酸的作用下提高血压，将血压维持在正常数值（不能太低）。事实上，果糖的代谢会促进血管升压素的产生，这种激素可以提高血压并帮助肾脏保持水分。正如2020年的《内科学杂志》总结的那样："果糖的主要功能之一是通过刺激血管升压素的生成来保存水分，这减少了经由肾脏的流失水分，同时也促进了脂肪和糖原的产生，而这两者是代谢水的来源。"[11]另外，摄入果糖还会加剧口渴，从而进一步促进人体中宝贵水分的含量

1　注意，虽然盐和钠这两个词经常互换使用，但是严格意义上讲，钠是构成盐或氯化钠的两种化学物质之一。此处的氯化钠就是指我们做菜时会放的、用于提味的晶体状化合物。不过，此处说钠还是盐在我看来都是一样的，因为食盐中的对人体有影响的成分就是钠。

增加。

读到这里，你可能已经明白了我的论证思路。我们现在的食物中并不缺乏果糖（尤其是精制果糖），也不缺乏盐。但我们缺少能够让我们在这个富足的世界里保持苗条和健康的尿酸氧化酶相关基因。过去一个世纪以来，我们的饮食中富含糖和盐，这也是为什么研究人员发现在这段时间中高尿酸血症相关疾病的发病率在急剧增加，越来越多的人开始出现痛风或心脏代谢性疾病，甚至有罹患癌症和痴呆的风险。相关科学文献也指出，目前我们的头号饮食元凶就是果糖。[12]在远古时期，果糖可能是通往健康的门票，但一旦其摄入量失控，它也会变成夺走我们生命的罪魁祸首。

基因突变的副作用：从果糖到健康问题

众所周知，不管是什么种类的糖，摄入过多都会导致脂肪的囤积，让我们变胖。但是，人们普遍不了解的是，这其中最为有害的当属果糖摄入超标，因为果糖会影响我们的线粒体[1]，破坏能量转换过程，从而导致能量的囤积。说得更直白点儿，就是会使人发胖。

果糖是一种天然甜味剂，只存在于水果和蜂蜜中，它是所有天然碳水化合物中最甜的一种，可能这也解释了为什么我们会如此喜欢它（科学家们将糖尿病的高发归因于我们对糖的热爱）。[13]然而，我们摄入的大部分果糖都不是天然形式的、来自水果的果糖。美国人均每天要摄入约 17 茶匙（71.14 克）的添加糖[2]，这意味着每人每年要摄入约 57 lb（约 25.9 kg）的添加糖——其中大部分来自果葡糖浆中提炼

---

1 线粒体是细胞中的微小细胞器，能够合成三磷酸腺苷（生物体内最直接的能量来源）。
2 添加糖是指在食品和饮料的制备或加工过程中添加进食品和饮料中的糖，可以是蔗糖、葡萄糖、食糖、糖浆、蜂蜜或者蔬果浓缩汁。

的高度加工形式的果糖。苏打水、果汁以及其他许多可口的加工食品中都有果葡糖浆的身影，它是一种以果糖为主要成分的糖浆制品，其中果糖大约占 55%、葡萄糖占 42%、其他碳水化合物占 3%。这里我用了"大约"来描述数据是因为一些研究表明，果葡糖浆中果糖含量要比一些配方列出的更多——有一种果葡糖浆制品中的果糖含量甚至达到了 90%（尽管你在成分标签上看不到这些配比情况）[14]

果葡糖浆是 20 世纪 70 年代末开始流行的，当时普通砂糖的价格很高，而玉米因为有政府补贴，所以价格相对偏低（果葡糖浆通常是用转基因玉米中的淀粉制成）。因此，之前它也一直被宣扬为一次"成功的历史性"创新，但事实上，自其出现以来，它一直是一个会对健康造成损伤的失败创新。[15] 稍后，我们还会详细讨论果糖代谢过程及其与尿酸水平的关系，现在我想先就这一部分的内容提前做个铺垫。

果糖的升糖指数是所有天然糖中最低的，这意味着它不会直接导致血糖水平升高，也就不会刺激胰腺分泌胰岛素，所以人们一直将果糖奉为一种"安全"或者"更健康"的糖。进入人体后的果糖专门由肝脏处理，不会像其他类型的糖一样立即进入血液并且提高血糖水平。即使它与其他形式的糖相结合，如以果葡糖浆的形式进入人体，最终进入血液并提高血糖水平的也是其中的葡萄糖，而果糖还是会被肝脏"独享"。不过，虽然果糖不会直接对血糖或胰岛素水平造成影响，但它会对许多衡量代谢健康状况的测量指标和标志物造成长期的负面影响，而且这种影响是深远的。[16]

相关研究已经明确表明，摄入果糖会导致葡萄糖耐量减少、胰岛素抵抗、高血脂和高血压。关于这点，我会在下一章详细解释。此外，由于果糖无法刺激胰岛素和瘦素这两种调节新陈代谢的关键激素的生成，所以高果糖饮食也会导致肥胖和一些不良代谢反应。的确，美国人目前的果糖摄入增加与肥胖率的增加之间的关联也越发密切，果糖正在取代其他形式的糖，成为肥胖的最大元凶。

如果你观察一下肥胖率飙升的地区，你会对人类身体的进化与现代社会之间的不匹配更有感触。这些地区与你想象中的可能不同。世界上超重和肥胖现象最严重的地方是波利尼西亚，它面积广阔，由散布在太平洋中部和南部的千余个岛屿组成。这个被旅游杂志誉为充满异国情调的度假者天堂的地方，实际上却是高血压、肥胖和糖尿病患者的聚集地。[17]此外，波利尼西亚人的高尿酸血症及痛风的发病率也是异常之高。这里也可以说是进化与环境发展最不匹配的地方了。

世界卫生组织的统计数据显示，波利尼西亚地区的库克群岛上有一半以上的居民处于肥胖状态，波利尼西亚地区的各个岛屿的肥胖率从 35% 至 50% 不等。该地区糖尿病也十分普遍：马绍尔群岛有 47% 的居民患有糖尿病。澳大利亚的贝克心脏病和糖尿病研究所的乔纳森·肖教授称："该地区人群本身就有遗传倾向，一旦接触西方生活方式，便会导致糖尿病的高发……这无疑是由高肥胖率引起的。"除此之外，目前近 25% 的波利尼西亚人患有高尿酸血症。

从历史上来看，波利尼西亚人曾经历过漫长的海上航行，是一个吃苦耐劳的群体。但从基因角度来看，那些让他们在海上迁徙中存活下来的节俭基因如今仍然留存在于他们体内，而这导致他们在 21 世纪这个充满廉价的、高能量的加工食品和含糖食品的时代处境尤为艰难。波利尼西亚近 1 000 万人口中，有整整 40% 的人患有非传染性疾病，如糖尿病、心血管疾病等。这些疾病也与慢性血糖紊乱和尿酸水平升高有关。上述这些疾病的死亡人数甚至占了该地区所有死亡人数的 75%，每年需要花费的医疗支出更是占了医疗总支出的40% ~ 60%。[18]另外，很有趣的是，波利尼西亚的一些多种族国家，（如斐济，当地约一半是土著人口，其余则大部分是印度血统），肥胖率就相对较低，只有 36.4%。

早在几十年前，科学家们就开始关注太平洋岛民的健康问题。

1960 年，一组来自当时的新西兰伊丽莎白女王风湿病医院（Queen Elizabeth Hospital for Rheumatic Diseases）的医生们在医学期刊上发表了该国毛利人种代谢性疾病的激增与尿酸水平升高之间的关系的研究成果。[19] 这还是西方人初次了解到新西兰毛利人的情况，尽管当时痛风在北欧地区已经十分猖獗，但毛利人几乎没有痛风或者肥胖的病例。然而，等到了 20 世纪中期的时候，太平洋盆地的许多原著居民都陆续开始出现痛风问题。1975 年的一项研究指出："有约半数的来自新西兰岛、拉罗汤加岛、普卡普卡岛和托克劳群岛的波利尼西亚人都被确诊为高尿酸血症，这其中 20 岁及 20 岁以上的毛利男性的痛风率达到了 10.2%。"研究人员还指出："高尿酸血症和痛风的患病趋势，以及肥胖、糖尿病和相关退行性血管疾病的患病趋势，都对生活在波利尼西亚岛群的太平洋岛民造成了一定影响，毛利人和萨摩亚人中都出现了上述 2 种患病趋势，给公共健康构成了严峻挑战。"[20]

近期，来自加州大学旧金山分校、南加州大学和匹兹堡大学的科学家们同样表示了对有波利尼西亚血统的夏威夷土著的健康担忧，根据他们的调查结果，这些人患肥胖、2 型糖尿病、心血管疾病以及一些常见癌症的风险比居住在夏威夷群岛的欧裔美国人或亚裔美国人要高得多。[21] 强大的节俭基因使得有波利尼西亚血统的夏威夷土著居民在面对西方生活方式时，更容易出现尿酸升高及其下游效应。在研究了 4 000 名夏威夷土著居民的 DNA 后，这一流行病学家小组表示，他们的波利尼西亚祖先的 DNA 在其体内每增加 10%，他们患糖尿病和心力衰竭的风险就会分别增加 8.6% 和 11%。正如维罗妮卡·哈克塔尔博士在刊登于《医景医学新闻》杂志的一篇论文中所说："波利尼西亚人长达 3 000 年的跨洋迁徙极可能为一种有利于肥胖的基因变异提供了选择性优势。"[22] 显然，这也为波利尼西亚人高尿酸血症的超高患病率提供了一个令人信服的解释。

除了特定人群的强大节俭基因会导致易患高尿酸血症和痛风之外，科学家们还发现其他一些基因变异也会进一步增加这 2 种疾病的易感性。例如，几千年前为应对蚊子传播所导致的疟疾感染而进化出的基因变化，使人更易患高尿酸血症和痛风。在疟原虫引起的感染过程中，尿酸盐就会被释放出来。由尿酸形成的单钠尿酸盐会引发强烈的炎症反应。换句话说，高尿酸水平可能是人类演化"选择"的结果，生活在疟疾高发地区的人类在完成这类基因变异后，才可以提高其存活可能性。[23] 这同样是人类面对生存压力所做出的权衡之举。

医学界很少讨论肥胖和其他代谢障碍的遗传基础，或至少会淡化遗传的影响。在大多数肥胖人群中，目前没有发现由单一的基因原因导致的发胖，且目前已经确定的与肥胖直接相关的基因也很少。针对已经确定的与肥胖相关的部分基因组开展的研究显示，这些基因对 BMI 和体重变化的总体影响程度估计也不到 2%，这表明环境影响比遗传因素更加重要。当然，由基因驱动的肥胖现象的确存在，如普拉德 - 威利综合征，尽管这十分罕见。普拉德 - 威利综合征不仅会导致激素紊乱，青春期延迟，引发持续的永远无法满足的饥饿，还会导致智力障碍、身材矮小和一系列行为问题。

我们先把普拉德 - 威利综合征等极不寻常的情况放在一边，来看看过去半个世纪太平洋岛土著健康趋势的巨大变化。这些变化表明基因变异确实可能导致一系列代谢问题。而这些问题与基因"缺陷"没有任何关系。这只是因为我们人类很久以前确立的生存机制与 20 世纪和 21 世纪的生活方式发生了冲突而出现的可怕后果。在进一步研究这一令人不安的趋势时，科学家们发现，强势的节俭基因与富含嘌呤和果糖的现代饮食之间的冲突给波利尼西亚人的身体造成了毁灭性的伤害——无异于"饮食导致的种族灭绝"。[24]

太平洋高尿酸血症现在是医学文献中的一个标准术语。可以肯定的是，我们在某种程度上都遭受着太平洋高尿酸血症的折磨。医学文献将太平洋岛民和白种人列为最易患高尿酸血症和痛风的人群。即使你没有太平洋岛国的血统，你的基因可能也是贪吃型，而非易饱腹型。你的尿酸水平能够帮助你确定你属于哪一类型。当然，这并不意味着高尿酸本身一定会导致肥胖，但我们在考虑一系列复杂的代谢问题时，一定要考虑到这一点。图 2-2 和图 2-3 改编自最近的研究成果，它们显示了尿酸水平上升对 BMI 和腰围的影响的相似之处。[25]

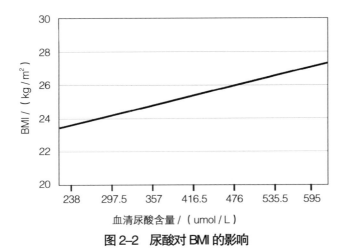

图 2–2　尿酸对 BMI 的影响

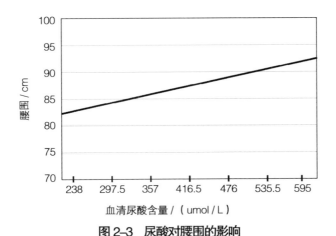

图 2–3　尿酸对腰围的影响

储存脂肪 vs 燃烧脂肪

我们通常都很容易被能够帮助我们燃烧多余脂肪的事情所吸引，包括一些能加速新陈代谢的锻炼、合理安排用餐时间以及良好的睡眠等（如果你不知道睡眠是如何帮助能量燃烧的话，请看第五章）。但是，许多人可能不知道的是，我们人体中有一些生理机制无时无刻不在决定着我们是需要合成和储存脂肪、还是将其作为能量来源去燃烧分解。此外，近几年的科学研究表明，我们可以控制人体处理脂肪的方式。

有关脂肪代谢的研究不胜枚举，甚至一本书都讲不完，但是这里，我想要强调与人类生理过程有关的几个方面的核心知识。我尤其想格外强调的是一种你可能从未听说过的分子：AMP 活化蛋白激酶。这种分子不仅在决定我们是储存脂肪还是燃烧脂肪方面起着重要作用，而且对我们的衰老进程也有很大影响。正如你所理解的那样，AMP 活化蛋白激酶就像是人体的瑞士军刀。它是一种万能的工具，能帮助我们完成许多重要任务——这些任务的结果决定了我们是变老变胖，还是保持年轻苗条。

生物学家们认为 AMP 活化蛋白激酶是一种抗衰老酶，其被激活后能促进和帮助身体细胞进行"大扫除"，并且通过燃脂或者储存脂肪来实现能量平衡。简单来讲，当 AMP 活化蛋白激酶被激活时，它会向你的身体发出信号表示"狩猎状况良好"（即食物充足），你的身体就会明白现在不需要制造和储存脂肪或者升高血糖，继而会从储存脂肪转变为燃烧脂肪，将身体打造为一个精瘦且具有曲线感的狩猎机器。此外，当食物充足时，AMP 活化蛋白激酶还能帮助身体减少葡萄糖的生成。二甲双胍（一种常用的糖尿病药物）就充分利用了这一机制，通过直接激活 AMP 活化蛋白激酶来实现降低血糖水平的目的。这也解释了为何人们在服用二甲双胍之后，或者通过锻炼或服用小檗碱激活 AMP 活化蛋白激酶后，经常会出现腹部脂肪减少的情况。

正如本书后面也会提到的那样，有几种策略可以做到不需要药物就帮助激活 AMP 活化蛋白激酶——食用某些食物和补剂、运动，或者间歇性断食。但是，虽然保持 AMP 活化蛋白激酶的活性是一件对身体有益的事，但注意不要过度激活 AMP 活化蛋白激酶的孪生坏蛋兄弟：腺苷单磷酸脱氨酶 2。这也是一种酶，但其作用与 AMP 活化蛋白激酶截然相反，它会阻碍脂肪的燃烧，促进脂肪的储存。我们身体处理脂肪的方式基本上就是由这两种酶调节的。在很大程度上，是尿酸水平决定了哪种酶被激活。高水平尿酸会促进腺苷单磷酸脱氨酶 2 的激活，降低 AMP 活化蛋白激酶的活化或导致其失活。

2015 年，研究人员针对冬眠动物开展了一项研究，这些动物在夏季活跃时会合成脂肪，在冬季冬眠时则会切换到脂肪燃烧模式。研究发现，这些动物肝细胞中的脂肪堆积是由于腺苷单磷酸脱氨酶 2 被激活以及 AMP 活化蛋白激酶的活性降低导致的。[26] 动物在准备冬眠时会激活腺苷单磷酸脱氨酶 2 用于脂肪储存，在冬眠时则切换至激活 AMP 活化蛋白激酶用于燃烧脂肪。而此处的开关就是尿酸。

在一项类似的研究中，研究人员发现，当给小鼠喂食蔗糖（用作果糖的来源）时，动物会如人意料中那样患上脂肪肝。[27] 但是，如果给小鼠服用二甲双胍激活体内的 AMP 活化蛋白激酶的话，肝脏中则不会出现脂肪堆积。这也证明，尿酸能决定脂肪生成还是燃烧。具体来说，在身体分解嘌呤和果糖最终生成尿酸的长链反应中，有许多分子产生，其中就包括腺苷一磷酸（以下简称为 AMP）。AMP 的生成意味着能量被消耗，这会告诉我们的身体此时需要储存能量——制造和储存脂肪，就像食物缺乏时那样。此外，这一研究也首次揭示了在这个生物序列末尾的尿酸能够直接抑制 AMP 活化蛋白激酶，同时激活腺苷单磷酸脱氨酶 2。该研究进一步还指出，果糖是激发腺苷单磷酸脱氨酶 2 活性的罪魁祸首。

在下一章中，我将会进一步说明果糖对人体造成伤害的方式及原因。现在，你需要先知道的是，果糖的摄入以及它所导致的尿酸水平升高对身体是选择激活 AMP 活化蛋白激酶还是腺苷单磷酸脱氨酶 2 有着重大的影响。尿酸水平就像是关键路口的交通信号灯，告诉你的身体何时应当储存脂肪，何时应当燃烧脂肪。从现实意义上讲，我们的新陈代谢也是身体根据尿酸水平来调控的。即使处在当今社会的我们并不会遇到食物短缺的问题，尿酸仍然会让我们的身体囤积脂肪，因此，我们必须学会控制我们的尿酸水平，进而最终实现诸多健康目标。

尿酸与肠道健康

几千年来，人类和其他生物共同经历了进化过程。我们甚至还与我们体内的肠道微生物群完成了共同进化。在我的另一本书《菌群大脑》中，我详细介绍了肠道微生物群的相关知识，如果你想了解更多，也可以去读一读那本书。降尿酸饮食旨在培养健康的肠道微生物群，而这与控制尿酸水平有莫大关系。不过，在我们讨论这一饮食计划与尿酸之间的联系之前，我想先向你介绍一些有关肠道微生物群的基本信息。

肠道细菌对我们人类的生存而言至关重要。它们存在于我们所说的肠道微生物群中，在许多生理功能中都发挥着作用：它们能制造人体原本无法制成的神经递质和维生素、促进正常的胃肠功能、为人体提供可预防感染的保护、调节新陈代谢和营养素吸收，并帮助控制血糖。它们甚至还会决定我们是超重还是偏轻，是饥饿还是饱腹。人体的微生物群是一个整体，包括体内和皮肤上的所有微生物，且每个人的微生物群都是独一无二的。虽然生活在相似环境中的人的微生物群确实存在相似之处，但个体微生物群就像指纹一样——没有哪两个的是完全相同的。

你体内微生物群的健康情况也会影响你的免疫系统功能和炎症水平，所以这些微生物可能最终会对于你患上各类疾病的风险产生影响，如抑郁、肥胖、肠道疾病、糖尿病、多发性硬化、哮喘、孤独症、阿尔茨海默病、帕金森病，甚至癌症等。这些微生物还能帮助控制肠道通透性——肠壁的完整性。肠壁是人体内重要的守门员，控制着人体与充满潜在健康威胁的外部世界之间的进出通道。肠壁破裂（也叫肠漏）会导致食物毒素和病原体进入血液，引发强烈的且通常会持续较长时间的免疫反应。包括脂多糖在内的一些细菌成分也可能会通过渗漏的肠道进入血液，从而引发炎症。脂多糖能够保护和维持许多有益肠道细菌的菌株结构，但是它不能进入血液；一旦进入血液，脂多糖就会成为一种有害的内毒素［在实验室中，脂多糖通常被用于在动物（包括人类）体内快速引发炎症反应］。测量血液中的脂多糖含量也是检测肠道是否渗透的方法之一，正常情况下血液中是不应该有脂多糖的。在我的研究领域中，脂多糖被认为在神经退行性疾病中起着核心作用。此外，令人惊讶的是，尿酸在这其中也扮演了一定角色，它与肠道健康以及脂多糖是否进入血液都有一定关联。

肠道内壁的破损不仅会影响肠道的健康和功能，还会影响包括骨骼系统、皮肤、肾脏、胰腺、肝脏和大脑在内的许多其他器官和组织。而尿酸在其中又扮演着什么角色呢？原来，人体内的尿酸在很大程度上是经由肠道排出的，并且尿酸水平的升高会改变肠道细菌的组成，让肠道菌群向促炎方向发展。尿酸水平升高还会导致肠黏膜的糜烂，进而导致全身炎症。这也是为何研究人员现在也开始研究记录高尿酸血症、肠屏障功能障碍和免疫障碍之间的强烈的相关性。[28]

在利用原核生物基因组内的一段重复序列技术的前沿研究中，科学家们通过"编辑"小鼠的DNA，使小鼠的尿酸水平处于极高状态。在这个过程中，小鼠体内通常会发展出病态的微生物群，促炎细菌会占据主导地位，并会出现肠道内膜受损的明显迹象。尿酸水平升高和肠道细菌变化之间存在密切关联也促使研究人员目前开始在实验室环境下开展对粪菌移植技术的研究，试图探索该技术成为急性和复发性痛风的治疗方法的可行性。粪菌移植是指从身体健康的供体的粪便中提取微生物群样本，将其过滤后再移植给患者。迄今为止的人体试验表明，粪菌移植能快速显著降低尿酸水平，并减少急性痛风发作的频率和持续时间。另外，有趣的是，在进行粪菌移植治疗后，内毒素脂多糖的测量值也下降了。

更有意思的是，有研究将与高尿酸相关的有害细菌称为"痛风菌"。在这类研究的初期探索阶段中，研究人员发现了 17 种与痛风相关的细菌，仅通过观察这些肠道细菌就能判断是否患有痛风，诊断准确率接近 90%。[29]正如研究人员所预料的，痛风患者肠道中的菌群与 2 型糖尿病以及其他代谢综合征患者肠道中的菌群非常相似。

所有这些病症都有潜在的共同点，而尿酸则是一条贯穿始终的重要的线，我们不能再忽视其影响。我们越早将尿酸降到有益健康的水平，以支持肠道微生物群的作用和功能，我们就能越早变得更健康。我将在第 2 部分帮助你做到这一点。现在，让我们近距离地了解一下某类糖——一类隐秘很久的糖。

第三章

果糖的甜蜜陷阱

**果糖如何与尿酸勾结，加剧我们的
健康威胁？**

对小事的真相不在意的人，在大事上也无法被信任。

——阿尔伯特·爱因斯坦

乔安娜在 50 岁的时候去了一家医疗级水疗养生会所，那里有最先进的技术和最优秀的医生，他们负责帮助人们制订个性化方案，以促进健康、延长寿命。多年来，乔安娜一直在努力摆脱困扰自己的一些健康问题，包括高血压、糖尿病前期，以及体重超出标准体重 60 lb（约 27.2 kg）。她自己也在不断告诫自己要适可而止。她去看的所有医生都没有给她任何有价值的建议，所说的话都千篇一律——注意饮食，多多锻炼。从来没有人跟她讨论过代谢综合征的问题，尽管她表现出了这种疾病的症状，但她从未被正式确诊过。

　　乔安娜的主治医师建议她用药物来尝试控制血糖和高血压，但是乔安娜拒绝服用任何药物，她希望可以通过生活方式的改变来实现自己的健康目标。但是，无论她怎么尝试，从流行的饮食方法到折磨人的运动训练营，她都看不到任何效果。直到她在那家医疗级水疗养生会所遇到一位有远见的医生，事情才开始出现转机。那位医生诊断她患有代谢综合征，并问了她一个很简单的问题：你每天会摄入多少果糖呢？

　　乔安娜不知道应该如何回答这个问题。她立刻先想到了水果，并坦白说自己水果可能吃得不够多，然后她又想到了她很爱喝汽水和其他一些用果葡糖浆制成的甜饮料。医生认为乔安娜的饮食很符合健康要求，并推断她对含糖饮料的痴迷是她饮食中的主要缺点。医生做了一些基本的测试来验证自己的怀疑——只要乔安娜满足代谢综合征 5

项指标（见第 19 页）中的 3 项或以上，就可以判定。医生发现，乔安娜全部符合。她的血脂、甘油三酯和胆固醇水平都表明了她的新陈代谢存在问题。至关重要的是，医生还注意到她的尿酸水平很高。此外，该测试还显示她的甲状腺不够活跃，她后来得知这可能也加剧了尿酸水平升高。因为甲状腺激素有助于调节新陈代谢和肾功能，当这种激素失衡时，尿酸就不能被肾脏正常排出，从而会在血液中积聚。除此之外，乔安娜的 C 反应蛋白的数值也高得异常，而这类蛋白多用于衡量全身炎症水平。

随后，乔安娜与医生就尿酸及其与代谢问题之间的关系促膝长谈。尿酸影响代谢问题，而这些代谢问题又会导致心脏病、痴呆、肥胖和癌症等。乔安娜之前完全不知道尿酸和代谢综合征之间的联系竟然如此密切，她对此也表现出了兴趣并且想要深入了解。二人交谈的核心集中在果糖和尿酸之间令人惊奇的秘密联系上。虽说在她以前的认知里，果糖没有任何健康光环，但是她和许多人一样，都认为适量食用果糖是无害的。然而，这位医生跟她分享的东西颠覆了乔安娜的认知。她很快意识到，她对果糖的真实面目及其对自己的健康危害一无所知。乔安娜仿佛听了一部关于自己身体中的隐秘杀手的推理小说。就像她先前不知道尿酸和代谢综合征之间的联系一样，她以前也从未听说过果糖对人体的有害作用也与尿酸有关。乔安娜将医生说的每一句话牢记于心，之后便按照医生建议的简单易行的方法降低自己的尿酸水平，恢复血糖平衡。短短几个月，乔安娜的健康状况就发生了质的变化。

我在第 2 部分中给出的计划一定程度上也借鉴了乔安娜在改善病情和控制体重方面的一些做法，我希望通过本书能让你恢复健康。不过，在讨论具体的做法之前，我们还有一些理论知识要讲清楚，其中一点就是人体第一大公敌果糖的危害。相信我，果糖和高尿酸之间的故事一点儿都不"甜"。

有关果糖的假新闻

你可能还有印象，在 2010 年代初，美国玉米加工协会曾出资投放过一则有关果葡糖浆的广告，大肆渲染这类玉米糖浆对人体健康的安全性。在一则曾引发了轰动的电视广告中，一位父亲带着女儿穿过一片玉米地，说专家让他放心，果葡糖浆和蔗糖是一样的："你的身体分辨不出区别的，糖就是糖而已。"[1] 这一广告的目的是想要消除许多消费者对果葡糖浆的负面看法，从而阻止其消费量的锐减。

西部糖业合作社和其他制糖厂对美国玉米加工协会、阿彻丹尼尔斯米德兰公司和嘉吉公司 1 做虚假广告等行为不满，因此起诉了他们。案件的主要诉讼点是玉米糖浆制造商传播有关果葡糖浆的错误信息。这些制糖厂要求 15 亿美元的损害赔偿，而美国玉米加工协会这一方通过反诉，将赔偿金额最终降到了 5.3 亿美元。2015 年 11 月 3 日，陪审团开始对案件进行审理。[2]

这场大型糖业公司和大型玉米糖浆制造公司之间的战争非常激烈，涉及金额更是达数十亿美元。这起诉讼揭示了市值数十亿美元的甜味剂行业内部竞争的激烈程度，以及双方争夺市场份额的努力程度。数百页的企业私密电子邮件和战略文件被呈现在公众面前，充分展示了幕后的游说、欺凌、欺骗、诽谤及恐慌制造。在开庭审理前的几年时间里，玉米精炼商们竭尽全力试图改变反对他们的不利言论，甚至要求美国食品和药物管理局将果葡糖浆称为"玉米糖"，这样，这种物质听起来就会更加天然，但美国食品和药物管理局于 2012 年驳回了这一申请。

为了消除人们的担忧，让人们不再认为食用果葡糖浆导致的后果比食用普通精制糖导致的后果更糟糕，美国玉米加工协会在 4 年的时

1　美国阿彻丹尼尔斯米德兰公司和嘉吉公司是两家全球性的食品公司，业务包括加工玉米来生产果葡糖浆等产品。

间里花费了约1 000万美元资助马萨诸塞州心脏病学家詹姆斯·M.里佩博士领导的研究项目。里佩博士发表了一系列研究成果，反驳了果葡糖浆这种玉米甜味剂会对健康造成特定影响的说法。[3]该协会还向里佩博士支付了每月4.1万美元的不菲报酬，让他定期在当地报纸上发表评论文章，宣称果葡糖浆并不比糖更危险。在我看来，这不仅仅是行业间的相互勾结，这种做法要比那更加用心险恶。

尽管企业支持针对产品的研究这一现象并不罕见，但当涉及对人们健康有重大影响的成分和产品时，我认为规则应该有所不同。举个例子，如果一个接受烟草业资助的科学家告诉你适度吸烟完全没有问题，你会相信吗？你不会，你甚至会觉得这很荒谬。但这种情况在食品和饮料行业却时常发生，这一行业充斥着黑暗内幕和自我推销，行业中的每家公司都在试图从你身上赚钱。那些声称甜味剂（添加糖）与体重增加和糖尿病之间关系不大的研究，基本上都是由食糖和饮料行业资助的。这些研究其实没什么用。[4]除此之外，这些公司也在相互竞争，试图吸引那些需要甜味剂的大型食品制造商的注意。

这场"食糖大战果葡糖浆"的审理持续了10天之后，双方宣布休战，并达成了一项保密协议。有趣的是，双方休战后共同发表联合声明表示，对糖和果葡糖浆哪个"更健康"这个话题持中立态度。双方都鼓励消费者"在安全健康的前提下适量食用自己的产品"。[5]

蔗糖和果糖的差异

如果现在让你做一个有关体内糖分的科学知识测试，我猜可能很多题目都是一知半解。加工食品中的糖会用各种不同的名字伪装自己（如蒸发甘蔗汁、甘蔗汁固体、甘蔗汁晶体等），因此我会在第2部分给你提供一些小窍门帮助你识别这些伪装。而现在，先让我们把关注的重点放在果糖上，因为它与其他种类的糖不同，并且与尿酸的相互作用最为密切。

纯葡萄糖和果糖都是单糖（糖的最简单形式），而蔗糖是葡萄糖和果糖的组合，是一种双糖（两个分子连接在一起）。蔗糖进入人体后在小肠中被蔗糖酶降解，释放果糖和葡萄糖，然后被吸收。

正如我在前文提到的，果糖天然存在于水果、蜂蜜、龙舌兰和许多蔬菜中，如西蓝花、洋蓟、芦笋和秋葵等。但是，我们很少因为会过量摄入这些天然来源的纯果糖：因为未经加工的天然食物中往往只含有少量果糖，而且果糖在膳食纤维的影响下也会被缓慢吸收。所以，总的来说，食用这些食物并不会升高尿酸水平。更重要的是，许多水果中含有的营养素和其他有益健康的物质，如钾、黄酮醇、膳食纤维和维生素 C，可以抵消或中和尿酸水平的上升，其中维生素 C 还有降低尿酸水平并且促进尿酸排出的功能。果汁或其他含果糖饮料中的果糖与富含膳食纤维的完整水果和蔬菜中的果糖是不一样的。当你喝下含有果糖的饮料时，你很可能会在短时间内摄入大量果糖，从而产生强烈的代谢反应。你不一定会立刻感受到它对身体的损伤，但是这些损伤会一直在你身体中累积。

20 世纪初的时候，美国人均每天摄入约 15 g 果糖（相当于 1 份水果或 1 杯蓝莓中的量）；如今，我们的果糖摄入量已经几乎翻了两番，达到了 55 g 以上，且大部分是来自非天然来源的果糖——尤其是果葡糖浆。是的，这里有一点需要明确：果葡糖浆

虽然预估数值有所不同，实际数据也很难计算，但是目前业内一致认为，美国人均每天会摄入约 94 g 的甜味剂，这一数值是美国卫生与公共服务部下属的疾病预防与健康促进办公室提出的指导方针建议的上限值的 4 倍。[6] 更重要的是，这些指导方针本就严重落后于时代。此外，美国心脏协会和美国糖尿病协会等组织提供的建议也远远落后于目前的研究。另外，据我所知，没有任何医学专家曾表示过我们与糖有着健康的关系。

与天然食品毫不沾边。我们如今平均每天摄入的果糖超过 13 茶匙，占我们每日摄入能量的近 10%。[7] 它是各类软饮、糕点、甜品和加工食品的主要成分。绝大多数软饮中所添加的糖中至少有 58% 是果糖，而最受欢迎的 3 种软饮（可口可乐、雪碧和百事可乐）中果糖含量更是占了总含糖量的 65%。[8] 而果糖会通过其代谢物尿酸向你的身体发送紧急信号——制造和储存尽可能多的脂肪（我下文很快就会详细讲解）。这也解释了为何熊在准备冬眠的时候会使劲吃大量富含果糖的食物。它们需要借此来制造尽可能多的脂肪，以安全度过冬天，顺利迎来明年春天。

> "真讽刺，我们国家会对果葡糖浆的生产制造提供补贴，却对胡萝卜等健康作物的生产置之不理。"
>
> ——迈克尔·波伦，《杂食者的两难》

现代医学的健康指南的改变与更新仍需要更多的科学数据，目前，我们还需要积累更多的数据来证明含糖饮料的危害。大多数医生可能仍会在之后一段时间内忽视尿酸的问题。2019 年，《英国医学杂志》刊登了一项涉及约 15.4 万人的大型荟萃分析，虽然这一研究并未成为主流新闻，但研究人员证明了饮用含糖饮料与尿酸升高和痛风之间的强大相关性。[9] 试验对象中喝含糖饮料最多的那一部分人的痛风发病率是喝含糖饮料最少的人的 2 倍多。此外，喝果汁也会增加痛风的患病风险。不过，需要注意的是，食用完整的水果与痛风发病并无相关性。在本书的饮食建议部分，我也会将这些试验结果纳为考量因素。

尽管喝含糖饮料和果汁是果糖摄入过量的主要原因，但即便你只喝水，不喝其他任何饮料，你仍会从许多加工食品中摄入果糖，如酱汁、调味品、果酱、果冻、冰激凌、谷物、糖果、加糖酸奶、汤、商店里购买的各类烘焙食品（如松饼、曲奇、点心和蛋糕）等。果糖还会以酱汁和调味品的形式存在于汉堡、三明治和比萨等各类快餐食品中。甚至阿司匹林中也会添加果糖，以中和苦味。所以，就像我上文说的，果葡糖浆无处不在。

那些玉米糖浆生产商不会告诉你的是，果糖和葡萄糖并非生物学效应相同的兄弟姐妹。果糖更像是葡萄糖的邪恶兄弟：在你摄入葡萄糖之后，你的身体会利用它来供能；但在你摄入果糖之后，它会引发一系列身体反应，促使身体以脂肪的形式储存更多能量。简单来说，葡萄糖参与能量生成；而果糖则参与能量储存。一旦你了解了精制果糖在体内的代谢过程，你就会明白为什么它是所有糖中对身体最有害的。你会发现，果糖并非食品行业中一些所谓权威人士所说的那么安全，也并非其他糖"更安全的替代品"。如果说烟草和人造黄油是20世纪的隐形杀手的话，那么果糖就是当之无愧的21世纪的隐形杀手。而尿酸，作为果糖代谢的终极产物，则负责执行果糖的邪恶指令。

正如我的同事内分泌学家罗伯特·勒斯蒂格博士所描述的那样，果糖的消化和代谢方式可能与其他糖类不同，更像是"没有醉酒眩晕感的酒精"。[10]勒斯蒂格博士是长期研究儿童激素紊乱的专家，也是研究儿童肥胖的权威专家。他认为果糖是"人类疾病的主要原因"，以及果糖的破坏性影响与酒精在体内的影响相类似。

将过量饮酒和过量摄入果糖两者放在一起比较，你会发现它们有许多相似之处：二者都会促进产生剂量依赖性的毒性作用，并引发高血压、胰岛素抵抗、血脂异常和脂肪肝疾病。果糖和酒精一样，都是通过对我们天生的"享乐途径"的直接刺激和对我们"饥饿途径"的间接刺激，来诱导中枢神经系统能量信号的传递能力发生变化。

让我来再详细解释一下。首先，人类享乐途径的特点是会导致我们即使在不需要能量的时候（至少是在生理上不需要能量的时候），仍然通过吃来获得快乐。我们都知道享乐型饥饿的感觉——看到一顿美味佳肴，即使我们身体并不饿，仍然会立刻想要大快朵颐全部吃掉，以获得快感。其实，在我们吃下第一口浓郁的巧克力蛋糕的时候，大脑中的奖励系统就已经开启，从而让人产生满足感。我猜现在你可能也在想那个"极其令人满足"的蛋糕会有多好吃，又或许你已经在流口水了。这就是你的深陷享乐主义的大脑想要掌控全局。而饥饿途径的特点则如我在上文描述过的，会在这一过程中让我们被迫吃下更多的东西，因为我们的身体认为我们正在挨饿（但实际上我们并没有）。

果糖在饥饿途径中扮演着极端危险分子的角色，因为它会释放饥饿信号，让我们失去饱腹感。因此，我们会一直暴饮暴食——这毫无疑问是一种"无意识进食"。在果糖存在的情况下，身体会进入"存储脂肪"的模式——它会误认为自己正在挨饿，因而在竭尽所能地储存能量。与此同时，胰岛素也无法有效工作，而这会进一步对身体造成损伤，并引发炎症（下文我还会详细介绍）。享乐途径和饥饿途径会共同导致暴饮暴食的恶性循环，结果可想而知：你的体重会增加，血压和血糖问题会出现，并且还会出现一系列必定会随之而来的下游效应。

目前，全球的商用果糖的主要来源并非水果或蜂蜜，而是从甘蔗和甜菜中提取的食用糖。食用糖最早是在新几内亚岛和印度次大陆加工的，在当时是一种稀有而昂贵的商品，中世纪时期通过意大利威尼斯等贸易港口传入了欧洲。[11]如今在果糖领域占主导地位的果葡糖浆，最早是1957年由美国生物化学家理查德·O. 马歇尔和厄尔·R. 科伊在俄克拉何马州立大学的农业实验站生产出来的，他们创造了一种酶，可以通过化学方法使玉米糖浆中葡萄糖的结构重新排列，将其转化为果糖。[12]在大约10年之后，果葡糖浆逐渐进入我们的饮食，且由于甜度比蔗糖高，生产成本又比蔗糖低，所以逐渐取代了相对昂贵的蔗糖。大约从1970年开始，制造商们开始在他们的产品中添加果葡糖浆，1984年，可口可乐和百事可乐也都宣布各自品牌的软饮将从添加蔗糖改为添加果葡糖浆。

1970年的时候，人们还完全没有见过果葡糖浆；到20世纪70年代末的时候，果葡糖浆已经随处可见了，人们很难再避开它。到 2000 年的时候，美国对果葡糖浆的总消费量已经上升到了每人每年 60 lb（约 27.2 kg），占每人每年糖消费量的一半。[13] 如今，长期流行病学研究表明，20 世纪 70 年代以来肥胖和糖尿病的患病率增加都与果葡糖浆的摄入量增多有关。[14]

果糖摄入量迅速增加的同时，健康脂肪的摄入量在不断下降，这是因为美国农业部、美国医学协会和美国心脏协会错误地建议人们不要摄入任何脂肪，而要摄入碳水化合物。之后，低脂饮食曾一度风靡西方饮食世界，导致人们摄入过多的精制碳水化合物，而忽视了健康的脂肪和蛋白质的摄入。要知道，能给我们带来饱腹感的正是这些健康的脂肪和蛋白质。而且，像 ω-3 脂肪酸等在内的一些脂肪酸，还可以抵消掉摄入的过多糖分（尤其是过多果糖）对身体造成的负面影响，关于这点我稍后也会详细剖析。

过去 25 年里，人们饮食中脂肪的占比从 40% 下降到了 30%，而碳水化合物的占比则从 40% 上升到了 55%。与此同时，肥胖率出现了爆炸式增长。值得注意的是，正如我们逐渐开始认识到的那样，果糖正是通过导致尿酸水平升高来威胁我们的健康，这也是果糖和其他糖类的区别。尿酸就是我们摄入果糖到出现疾病这一过程之间缺失的一环。

接下来，我将带你进一步了解果糖在人体中的作用以及它和尿酸之间的隐密关系。在此过程中，你可能会开始把葡萄糖视作英雄。但是，千万不要上当。葡萄糖的确在我们人类的生命活动中扮演着重要的角色，能为细胞供能，但是对于葡萄糖，我们也要精细管理。和我们体内许多分子（或者药物）一样，

在果葡糖浆的应用较为普及的国家，2 型糖尿病的发病率比不使用果葡糖浆的国家高 20%。[15] 据估计，到 2030 年，世界上将有 7.7% 的人口患上糖尿病。[16]

葡萄糖可以是我们的盟友，也可以是我们的敌人，而这全都取决于其数量，因此我们必须控制好葡萄糖的水平，与它建立健康的关系，这样才能达到完美的健康状态。

果糖代谢与尿酸超标

果糖代谢背后的生物化学过程很复杂，涉及许多分子。它们的名字都长且拗口，很难记住，但没有关系，你只需要知道重要的几点就足够了。首先，果糖在胃肠道中的消化吸收机制与葡萄糖不同。值得注意的是，葡萄糖会刺激胰腺释放胰岛素，但果糖不会。[17] 也正是因为果糖不会引起胰岛素反应，所以许多狡猾的公司也将此作为营销点，将果糖标榜为一种"更安全"的糖。但是，无论这些自认为高明的营销如何给我们洗脑，我们都要明白，果糖会对人体带来毁灭性伤害，其中一部分原因与胰岛素有关，另外，这也离不开尿酸的关键破坏作用。

从结构上看，果糖和葡萄糖除了一些化学键不同外，其他结构几乎是完全一样的。然而，正是这些微小的差异所带来的结果截然不同。葡萄糖的代谢过程的第一步（葡糖的磷酸化）是在葡糖激酶催化下分解葡萄糖，整个过程十分严谨仔细，被小心调节，分解所释放的ATP 也会在细胞中维持稳定的水平。但是，果糖的代谢过程就完全不同了。果糖在进入人体后，会迅速被血液吸收，然后被运输到肝脏中进行代谢。在肝细胞内，果糖激酶会开始工作，做出包括消耗 ATP 在内的一系列事情。

不知道你有没有注意到我最后提到的很关键的一点。因为这个过程消耗了 ATP，所以这意味着果糖代谢需要消耗能量。果糖并不会帮助生产宝贵能量，相反，它还会窃取能量。另外，其消耗 ATP 的方式完全不受任何管制。如果一个细胞遭遇大量的果糖，其 ATP 的水平会骤降 40% ~ 50%。[18] 与此同时，果糖抢走 ATP 还会带来一些下游效应，不仅会导致线粒体功能障碍，还会导致血液中尿酸水平的快速上升。由于果糖消耗了细胞中的能量，细胞会发出求救信号——我们的能量快用完了。这会迫使身体切换到储能模式：减缓新陈代谢以减少静息能量消耗（燃烧的脂肪会更少），并且所摄入的任何能量都有可能会被囤积下来（成为身体中脂肪的一部分）。

让我们再仔细地梳理一下这个连锁反应，这里我想补充一点，那就是，在果糖代谢的过程中，ATP 会转化为我在前一章中所提到的腺苷一磷酸，并在一系列复杂的代谢过程后最终生成尿酸。而高水平的尿酸会进一步激发果糖激酶的作用，从而促进果糖代谢，一个自我延续的循环随之产生（也可称为正反馈循环）。[19] 高尿酸水平会使果糖激酶处于激活状态，持续进行果糖代谢的过程，从而进一步加剧能量消耗并导致线粒体功能障碍，引发炎症和氧化应激，升高血压，增加胰岛素抵抗，并触发体脂的产生。如果你是一个生活在食物匮乏时期的狩猎采集者，那上述这些影响都对你有好处。[20] 但在我们目前生活的时代，谁还需要果糖代谢所起的作用呢？此外，作为一种生存信号，果糖会引发饥饿和口渴，促使你吃得更多；而一旦你真的吃了更多的食物，你的身体就会把你摄入的能量以最有效的方式储存起来——转化为脂肪。

通常情况下，若是生理反应不再被人体需要或其最终产物超出人体承受范围反应，那么最终产物会帮助中止该生物反应。我们将其称为负反馈，即最终产物达到一个临界量，会有助于停止整个反应过程。而果糖的代谢产物是个"怪胎"。果糖激酶没有受到负反馈作用，它会持续地激发反应，生成尿酸。而不间断的果糖代谢的结果就是，能量被进一步地消耗，并有更多

果糖的摄入触发了我们最深层的 DNA 编程：我们的基因为"枪"上好了膛，我们所处的环境则扣动了扳机。

的对细胞有害的尿酸生成。这种不受控的代谢方式可能在食物短缺时期曾对我们祖先极其有益，并且对于现在很多需要迁徙或者冬眠的哺乳动物非常有用，但它却与现代社会的生存环境背道而驰，在如今的环境下，这种先天的生存机制对我们人类而言反而是致命的。

当果糖在肝脏内被代谢时，肝脏中会发生很多反应。除了消耗能量外，果糖还会触发脂肪生成过程，最终导致脂肪肝。是的，你没看错：肝脏中的果糖代谢会直接导致脂肪的产生——主要是以甘油三酯的形式存在，这是人体中最常见的脂肪存在形式。当甘油三酯在血液中含量过高时，它就会增加心脏病和冠心病等心血管疾病的患病风险。人们过去一直明白甘油三酯水平升高是因为摄入了过多的碳水化合物，而如今我们终于知道了究竟哪种碳水化合物才是真正的罪魁祸首。2017 年纽约州立大学奥斯威戈分校的营养学教授艾米·J.比德韦尔博士曾发表一篇题为《慢性果糖摄入——一个重大健康问题》的综述论文，该论文明确指出："果糖对人体最有害的一点在于它具有在肝细胞中转化为脂肪酸的能力。"[21]

该论文的另外一个基本结论是：脂肪在肝细胞中的堆积本身就会对人体造成严重破坏，因为它会直接影响胰岛素发挥作用和葡萄糖的储存。另外，果糖代谢生成的尿酸也会对胰岛造成氧化应激作用。胰岛是胰腺内由内分泌细胞组成的球形细胞团。因此，可以确信的是，虽然果糖不会直接提高胰岛素水平，但是它最终还是会在尿酸的作用下通过肝脏这个"后门"途径增加胰岛素抵抗。这正是果糖和尿酸水平升高与糖尿病和其他代谢紊乱疾病存在关联的原因。尿酸不仅仅是一种副产品，它还会引发一系列对新陈代谢有不良影响的反应，进而对人体造成伤害。

来自美国加利福尼亚州大学戴维斯分校、塔夫茨大学和加利福尼亚州大学伯克利分校等不同机构的一组科学家曾进行过一项很有启发意义的研究——以葡萄糖为对照来揭示果糖存在的问题。这组科学家在 10 周的时间里，给受试志愿者分别提供含有葡萄糖的饮料和含有果糖的饮料，饮料的能量均占这 10 周总摄入能量的 25%。[22] 10 周过后，两组人的体重都增加了，但是果糖组的腹内脂肪堆积（腹部脂肪）水平比另一组要高出很多。众所周知，

利用果糖不会促进胰岛素分泌和提高血糖水平的特点，将果糖错误宣传为一种对糖尿病患者有益的、安全的糖，在我看来是十分可耻的行为。这种说法与科学认知完全背道而驰：果糖会通过其在肝脏中的代谢行为悄无声息地对人体造成影响。它独特的新陈代谢方式，最终会导致尿酸水平升高，造成一系列不良后果——能量消耗、脂肪堆积和胰岛素系统受损等。所有这些最终都会引发全身炎症和氧化应激，对人体造成二次伤害。

腹部脂肪是最糟糕的身体脂肪，其指标过高会导致炎症加重、胰岛素抵抗增加以及 2 型糖尿病、阿尔茨海默病和冠心病等。另外，该研究还有一个重要发现，那就是摄入果糖的那一组受试者体内的甘油三酯水平出现显著上升，肝细胞中的脂肪生成量也有所增加，而这与胰岛素抵抗直接关联。果糖组的多种心血管疾病风险指标也有所增加。在另一项类似的研究中，研究人员用图表记录了连续 10 周饮用含果糖的饮料对女性新陈代谢造成的影响，研究结果如出一辙：甘油三酯急剧增加、空腹血糖水平急剧上升、胰岛素抵抗增加。[23]

想必在了解到果糖代谢直接导致尿酸促进脂肪产生的作用后，你已不会再把果糖看作一个无辜的"旁观者"。[24] 它甚至是人体所经历的许多不良生物反应中的主要嫌疑对象之一，相关证据都已十分确凿。更糟糕的是，果糖在肝脏中分解所造成的结果不仅仅是尿酸水平升高和诱发甘油三酯的生成，它还会生成合成葡萄糖所需的结构材料。也就是说，它会促使肝细胞生成葡萄糖，并且在这一过程中打开胰腺分泌胰岛素的开关，使葡萄糖进入血液中。正如你现在看到的图 3-1 所示的那样，这是一个恶性循环。

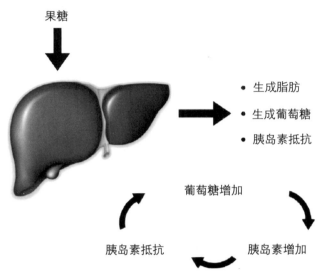

果糖

- 生成脂肪
- 生成葡萄糖
- 胰岛素抵抗

葡萄糖增加

胰岛素抵抗   胰岛素增加

图 3-1　果糖在肝脏中的作用

　　这些发现也引起了我所在领域中那些研究阿尔茨海默病风险因素的医生的警觉，促使他们开始重新思考果糖对大脑的影响。他们称果糖为痴呆风险的"潜在定时炸弹"。[25]对于此，我非常赞同。有相关研究再次证明了尿酸与罹患痴呆之间的关联。其中，英国的剑桥大学和伦敦大学学院的研究人员发表的一篇文章曾在医学界引起了轰动，文章中有一个标题是"果糖和痴呆：一个潜在的定时炸弹"，论文指出："高果糖摄入和认知障碍风险增加之间的相关性可能也是由高果糖摄入引起的血浆尿酸水平升高所导致的"。这一发现同样为我们敲响了警钟。

　　该文章的作者进一步解释称，尿酸水平升高是一种酶的活性增加的确凿证据，这种酶会导致不良下游效应（包括自由基增加及一氧化氮的合成减少）。在上一章中，我也提到过一氧化氮对血管健康的重要性，此外，一氧化氮也是大脑健康的关键，会直接参与信息的传输和记忆的形成。由于胰岛素需要一氧化氮来刺激葡萄糖在身体和大脑中的吸收，所以果糖诱导的高尿酸血症会直接和间接地导致代谢综合征的出现，而代谢综合征是大脑功能障碍的一个巨大风险因素，这一点我在下一章会详细解释。由此，可以明确的是，通过大量研究，我们目前又证实了另一种联系，那就是尿酸水平和认知功能下降风险之间存在关联。

果糖会劫持饥饿信号，保持尿酸的持续分泌

除了对胰岛素的影响有所差别，葡萄糖和果糖之间另一个罕为人知的差别在于它们对食欲的影响。从这一点来看，果糖在危害人体健康的成分中扮演着"首恶"的角色。控制我们饥饿感和饱腹感的两种激素是食欲刺激素和瘦素。简而言之，食欲刺激素（"开"）引发饥饿感，而瘦素（"关"）诱发饱腹感。食欲刺激素是胃空时分泌的，它会向你的大脑发送信息，让大脑知道你该吃东西了。与之相反，当你吃饱之后，脂肪细胞会释放瘦素，让大脑知道你需要停止进食。2004年，芝加哥大学的一组研究人员通过研究证实，受试者瘦素水平下降18%的同时，食欲刺激素水平会增加28%，这意味着他们的食欲会增强24%——他们会渴望高能量、高碳水的食物，特别是糖果、咸味零食和淀粉类食物。这项研究成果一经发表，便产生了巨大反响，我在过去也曾多次引用过它。[26] 该研究还发现，瘦素和食欲刺激素发生显著变化的主要原因是睡眠不足——受试者连续两晚只睡4个小时。这个研究是首批揭示了睡眠在调节食欲激素方面的作用众多的研究中的一个。接下来，你就会理解，为何充足的睡眠是我们的健康计划中的重要一环。

我猜你肯定也希望这两种激素能和谐共处，并且其水平与身体真正的能量需求所匹配，不会让你吃得过少，也不会让你吃得过饱。不过，果糖可不会让你得偿所愿：这些激素对果糖的反应与对葡萄糖不

同——果糖会减少瘦素的分泌，并使对饥饿素的抑制被减弱。[27] 简言之，果糖会让你在吃饭时难以获得饱腹感。而结果就是，你的胃口变得更大，吃得更多，对瘦素的抵抗也越来越强。你欺骗了你的身体，让它以为自己处于饥饿状态。我已经发表了很多篇有关瘦素抵抗的文章。如果你对于这一话题不熟悉，下面先来跟着我快速了解一下。

尽管瘦素和胰岛素往往会相互对抗，但是二者有很多共同之处。它们都是促炎分子。瘦素除了能在身体的炎症反应中发挥重要作用外，本身也是一种炎症细胞因子，它控制着全身脂肪组织中其他炎症分子的产生。这也解释了为何超重和肥胖的人更容易出现炎症问题，全身从头到脚各个部位发生慢性退行性疾病的风险也会更高。瘦素和胰岛素都是身体指挥系统的高层，任何一方失衡都会引起螺旋向下的一系列反应，不仅会影响这些激素控制的系统，更会对人体内几乎所有系统造成破坏。

更重要的是，瘦素和胰岛素都会受到类似于睡眠不足和精制糖摄入过多等负面因素的影响，糖摄入越多（尤其是果糖），瘦素和胰岛素水平越不正常。正如持续滥用身体的胰岛素泵和血糖平衡系统最终会导致胰岛素抵抗一样，持续滥用瘦素也会造成类似结果。当身体因导致瘦素持续激增的物质而不堪重负时，瘦素受体就会停止接收指令：瘦素受体开始关闭，不再对瘦素做出反应，你就出现瘦素抵抗了。简单来讲，你的身体丧失了对瘦素的控制能力，会更容易生病或者出现功能障碍。具体来说，即使你的瘦素升高，它也不会向你的大脑发送你已经饱了的信号让你停止进食。由于你无法控制食欲，你患代谢综合征的风险就大得多，而这会让你面临患其他疾病的风险。

此外，研究还表明，甘油三酯水平升高会导致瘦素抵抗，而甘油三酯你肯定不陌生，我们前文也提到过，它是饮食中摄入果糖过多的标志。事实上，果糖和瘦素抵抗之间的密切联系其实已经得到了充分的证明。正如一组研究人员所指出的："胰岛素和瘦素，可能还有食欲刺激素，都是中枢神经系统用于调节能量平衡的关键信号，而长期食用高果糖食物会导致胰岛素和瘦素减少，以及食欲刺激素水平增加……从而使得我们摄入更多的能量，导致体重增加或者肥胖。"[28]

2018 年的一项研究中，研究人员在实验室动物身上进一步验证了这些关联，科学家们通过调节动物饮食中的盐来激活葡萄糖转化为果糖的通道，从而达到在动物体内生成果糖的目的。研究记录了当小鼠被强迫在体内生成果糖时它遭受到的惊人影响。[29]研究结果表明，小鼠出现了瘦素抵抗和肥胖。让我们仔细思考一下。这些研究人员能够通过高盐饮食激发果糖在小鼠体内的生成，这也就意味着饮食中盐分过多会导致包括高血压和脂肪肝在内的一系列疾病。我们将在第五章中看到盐是如何通过激发葡萄糖转化为果糖，从而间接触发尿酸的产生的。我们将这一过程称为"糖交换"。这也是高盐饮食与肥胖、糖尿病和其他代谢性疾病存在相关性的部分原因。整个关系链很清晰，也令人恐惧：高盐→高果糖→瘦素抵抗→食欲过剩、暴饮暴食→肥胖→胰岛素抵抗→脂肪肝。

你一定不想经历这一连串连锁反应。

证明尿酸在果糖代谢综合征中的作用的研究最早可以追溯到 2005 年，当时研究人员在小鼠身上进行了一项开创性的研究。[30]他们给一组小鼠投喂高果糖食物，给另一组小鼠投喂降尿酸的药物，并记录下小鼠的生理数据。使用果糖喂养且没有药物控制尿酸水平的那组小鼠的数据显示，尿酸会对代谢综合征的主要特征（胰岛素升高、甘油三酯升高和血压升高）的发展造成影响。但另一组有药物控制尿酸水平的小鼠的代谢标志物并无显著变化。

科学家们也进行过类似的人体试验，来探索高果糖饮食对血压的影响，而结果同样显示，尿酸是导致血压升高的主要推手。[31]我们是如何得到这一结论的呢？因为当用药物人为阻断尿酸时，果糖对血压的影响要低很多，如图 3-2 所示。

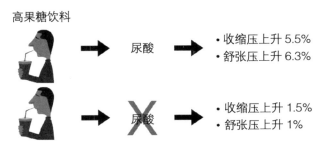

高果糖饮料

尿酸 → ・收缩压上升 5.5%
・舒张压上升 6.3%

尿酸 ✗ → ・收缩压上升 1.5%
・舒张压上升 1%

图 3-2 执行高果糖饮食的男性进行尿酸阻断的效果

2017 年的一项研究更是表明果葡糖浆会影响大脑中的多巴胺信号的传递,这一发现让果糖的名声变得更差了。[32]许多人类和动物研究都表明,任何对多巴胺信号的抑制都有可能导致强迫性暴食和肥胖,但这项研究表明了果葡糖浆可以在不引发肥胖的情况下触发代谢失调并改变多巴胺信号。[33]研究人员还警告,果葡糖浆所引发的多巴胺信号的减弱可能会导致强迫性暴食,让你对食物上瘾,从长远看还是会导致肥胖。换句话说,即使在健康体重下摄入果葡糖浆,也会导致新陈代谢紊乱和体重失衡的问题。

类似的发现也让我开始思考其他与多巴胺相关的疾病,比如注意缺陷多动障碍,现在美国 4～17 岁儿童中至少有 10% 患有这种疾病。[34]总数大概有 540 万,而这其中有超过一半的儿童正在接受药物治疗。如果我们减少这些孩子的糖摄入量,尤其是果葡糖浆的摄入量呢?人们已经知道长期摄入糖会导致肥胖和注意缺陷多动障碍。不过,由耶鲁大学、普林斯顿大学、佛罗里达大学和科罗拉多大学的各医学院发起的另一项研究进一步将这些因素联系起来:多巴胺活动的减少意味着尿酸的增加。[35]这组科学家认为尿酸可能会减少多巴胺受体的数量,从而减弱多巴胺的作用。他们还发现,患有多动症的儿童的血液尿酸水平要高于没有多动症的儿童。总之,尽管摄入糖和行为问题(如注意缺陷多动障碍)之间的联系早已经被人所知(文献中也涉及过这一话题），但直到最近我们才知道多巴胺信号和尿酸水平之间的关系。早在 1989 年，研究人员就记录了尿酸水平升高与其他方面正常的儿童的多动症状之间的联系，但显然，这一发现的传播需要时间，以及漫长的后续探索与研究。[37]

以下数据也同样令人震惊：在所发布的最受 3 ~ 14 岁儿童欢迎的视频中，有 43% 的视频都是有关食品和饮料的宣传的，涉及的食品和饮料超过 90% 都是垃圾食品，如快餐、糖果和汽水等。[36] 而健康食品和一些非品牌食品只在不到 3% 的视频中出过镜。

我希望随着我们对这些知识愈发了解，我们能够明白，想要治疗如今对青年人健康产生深远影响的这些疾病，需要的并非药物，而是生活方式的改变。顺便提一下，虽然人们一般认为注意缺陷多动障碍只存在于儿童这个群体中，但如今美国已有近千万成年人患上这种疾病。而对于他们，适用于他们的解决办法基本上也是少吃糖。美国国立卫生研究院最近也开展了一项研究，并发现易冲动人群容易出现尿酸水平升高现象，并且会伴有轻度注意缺陷多动障碍，甚至会出现双相情感障碍等极端情况。[38] 更有趣的是，一项以赌棍为研究对象的试验显示，当他们为了钱而赌博时，尿酸浓度会升高，而当他们单纯玩跳棋而非赌钱时，尿酸浓度并没有升高。[39]

既然说到了儿童这个话题，我想再就果糖摄入的问题以及如今青少年身上所表现出的一些健康问题多说几句。这个年龄段的人摄入的果糖会比其他年龄段的人都要更多，但是针对这一群体的疾病风险因素的研究最近几年才开始出现。研究结果令人不安：相关文献表明，与成年人相同，儿童摄入过多果糖会影响某些身体指标，进而导致心血管疾病和 2 型糖尿病的患病风险增加。这些影响似乎与内脏肥胖或者腹部脂肪有关。[40] 近些年，年轻人群体的代谢综合征发病率一直飙升，在这一背景下这些研究结果并不令人惊讶。我们可能倾向于认为我们能够拯救或者保护这些青少年，让他们免受高糖饮食的危害，或者会相信他们"长大了就好了"，就能够摆脱对糖的嗜好（并减掉先前增加的体重），但在我看来这些想法非常幼稚。事实上，青少年时期摄入果糖过多会导致成年后面临一系列健康挑战，慢性疾病会成为生活中的一部分。此外，身体在早期受到的损伤也会为日后的癌症、痴呆和早逝埋下隐患。

改变形势，理解尿酸的生物特性

制糖业在提到糖对人体的影响时往往都会轻描淡写，不会告诉你糖对身体的真实危害，对此我有过亲身经历。2018 年，也就是在我的书籍《谷物大脑》初版问世的 5 年后，我参加了几个全国性的网络电视节目，宣传《谷物大脑》的最新版。在其中一个很受欢迎的早间节目中，我谈了吃糖对健康的威胁，而我也因此受到了一些质疑。制片人甚至还找了 1 份由糖业协会开具的声明——该声明称："过往几十年的研究表明，适度吃糖对身体无害。"当时，我坚守自己的立场，对这种堂而皇之的虚假宣传提出了质疑。我提到了烟草业的情况，试图举一反三，让公众明白制糖业这些言论是多么的荒谬，要知道几十年前烟草业也宣称过"吸烟有益健康"。然而很遗憾，当时采访的人似乎没有抓住重点。

2021 年，我曾与毕业于斯坦福大学的医生兼研究员凯西·米恩斯博士一起在名为 MedPage Today 的网站上给新就职的总统乔·拜登写了一封公开信。MedPage Today 是一个深受医疗行业从业者和喜欢关注科学出版物中的临床医学相关新闻的读者欢迎的网站。我们那封信的标题就是"美国农业部的糖应用指南背后的痛苦真相"。[41] 在信中，我们指出了现有政策与人体科学之间存在明显脱节："特朗普政府发布的 2020—2025 年美国农业部膳食指南中对添加糖的摄入建议，只是站在制糖业、加工食品行业和资本的立场上提出的。这些建议摄入量是对科学的公然蔑视，会严重伤害美国儿童和成年人的身体健康，并在未来几年内给国家发展带来诸多健康问题的挑战和一系列不良经济后果。"我们还在信中敦促美国政府将农业部指导方针中提到的添加糖的能量占比从现在的10%降到6%以下，帮助美国居民重获健康。

想要改善国民健康状况，提高生产力，减少糖的摄入至关重要。其中，我和米恩斯博士需要特别关注的就是以果葡糖浆形式存在的果糖。美国国会近来还针对果葡糖浆补贴了近5 000亿美元，而这对我们的健康来说绝非一个好消息。我和米恩斯博士在信中也向拜登总统提到了"高糖饮食或者血糖调节失调与精神疾病、认知能力和学习能力的下降、心脏病、阿尔茨海默病、注意缺陷多动障碍和自杀等均存在相关性"。除此之外，高糖对癌症、脑卒中、不孕症、慢性肾脏病和肝病、勃起功能障碍和可预防性失明的影响想必也不需要我再赘述。这些不良影响严重伤害我们的身体，同时也极大地阻碍了经济发展。它所带来的经济损失是多方面的，不仅会导致高昂的医疗费用，还有生产力下降所造成的一系列后果。举个例子，2型糖尿病患者可能会出现脑功能衰竭，工作效率会降低44%。

在那之后，我也在个人网站上发布了另外一篇关于果糖危害的文章，在文章中，我针对水果中的果糖和精制的非天然果糖作了区分，并呼吁大家注意尿酸水平。文章一经发布，很快就在读者中引起反响。人们对果糖的认知一直以来比较模糊，对尿酸也几乎没有特意关注过。因此，当我开始谈及尿酸的危害时，我是在为世界各地的人们打开一扇大门，让他们能够开始了解有关果糖的全部真相。

我写这本书，旨在向你揭露科学的真相。一句话：忘记那些营销信息，多倾听业界权威的科学家们的建议。他们一直在告诫我们，糖是我们的"慢性杀手"。现在，果糖与尿酸勾结，正在改写糖的故事——其中一章是糖对大脑的影响。接下来，让我们仔细了解一下。

第四章

大脑中的尿酸炸弹

有关尿酸在神经退行性疾病中的
关键作用

以人类目前的认知水平，
我们的大脑就是宇宙中最复杂的东西。

——E.O. 威尔逊

2021 年 6 月 7 日，美国食品和药物管理局批准了一种名为阿杜那单抗（aduhelm）的新药，用于治疗阿尔茨海默病。这一消息迅速占据了各大媒体的头条，它是近 20 年来首个被批准用于治疗阿尔茨海默病的药物，旨在通过降低大脑中的 β 淀粉样蛋白水平，减缓有轻微认知问题的人的记忆丧失和其他认知问题的发展。对数以百万计的阿尔茨海默病患者和他们的家属来说，这一消息无疑让人重燃希望。消息公布之后，一些专门研究这种神经退行性疾病的上市生物科技公司的股价一路狂飙，而那些早已放弃相关研究的制药巨头也纷纷重启研发阿尔茨海默病的药物项目。大型制药公司和投资者们认为这一领域在未来会出现下一种热销药物，投入这一领域的研发费用高达数十亿美元。然而，消息也并非全都是正面的。当一种能够治疗某种目前尚无有效治疗方法的毁灭性疾病的新药物以一种"救命稻草"的形象出现时，可能最初人们会满怀期待，会欢欣鼓舞，但是很快，质疑声和反对声也会接踵而至。在这个例子里，aduhelm 就绝非阿尔茨海默病患者的救星。

由于渤健生物科技公司研发的新药 aduhelm 的整个审批过程过于匆忙，且并未拿出足够令人信服的证据证明其疗效，所以这一新药很快就受到了许多科学家、神经学家甚至美国食品和药物管理局下属单位的独立顾问委员会的严厉批评（美国食品和药物管理局的几位专家几天后也相继引咎辞职）。批评者还指出，这种药物的成本太高（每位患者每年需要花费 5.6 万美元）——患者每月都需要进行静脉注射，而且由于它可能会导致大脑肿胀和脑出血等副作用，所以患者还需要定期进行磁共振成像扫描。此外，该药物的适用人群仍存在争议——是适合已经出现阿尔茨海默病症状的患者还是仍处于早期阶段的潜在患者呢？同年 7 月，在巨大的舆论压力下，美国食品和药物管理局针对此事件进行了澄清，发布声明称，由于还没有数据表明该药对阿尔茨海默病晚期的治疗作用，所以目前该药只能用于有轻微记忆或思维有问题的人。在这一声明发布的一周后，美国最大的两家医疗机构克利夫兰医学中心和西奈山医学中心的健康与认知健康科宣布将不再给患者使用该药。随后，退伍军人事务部等其他机构也纷纷效仿，将这一新药排除在处方药之外，甚至建议患者不要服用这种药物。

关于新药 aduhelm 的一系列戏剧性事件反映出我们想要攻克阿尔茨海默病的迫切，退一步说，即使无法根治，我们仍然想要能进一步完善"武器库"——想要研发出一些药物来抑制这一疾病的发展。虽然我们在治疗心脏病、脑卒中、艾滋病和许多类型的癌症等疾病方面取得了巨大进步，但对痴呆（特别是阿尔茨海默病），目前仍束手无策。相关数据也不容乐观：如今有超过 600 万的美国人患有阿尔茨海默病，该病患者在未来的 40 年里预计会翻 4 倍；在 65 岁及以上的美国人中，目前有 10% 患有此病，且患病人数还在上升；据最新估计，阿尔茨海默病是 65 岁及以上年龄段人群的第 3 大死因，仅次于心脏病和癌症。到 2021 年，包括阿尔茨海默病在内的痴呆预计将给美国政府带来 3 550 亿美元的支出；到 2050 年，该项支出能会上升至 1.1 万亿美元。身边有亲属患有这种疾病的人都知道，这种疾病不仅仅只是影响患者本人，还会给患者的家庭带来巨大的经济压力和造成毁灭性的打击。

因此，我们需要换个态度来对待这个疾病。面对一种完全没有有效的治疗方法的疾病，最应该做的难道不是尽一切可能从源头阻止它出现吗？在该领域内众多专家的努力下，我们如今已经拥有了可以实现这一目标的工具。更准确地说，我们现在已经可以通过采取一些措施来大幅降低患阿尔茨海默病的风险。

如果你也能阻止阿尔茨海默病的发生呢？这也一定是你非常梦寐以求的吧？现有数据表明，我们可以通过调整生活方式让我们的大脑保持正常运转。一些民意调查显示，人们对认知能力下降的恐惧已经超过了对癌症甚至死亡的恐惧。[1]你的精神会慢慢萎靡，到后期甚至无法完成日常任务，然而这种疾病又不会快速致死，你还要这样浑浑噩噩地活许多年，单单只是想想就已经非常可怕。虽然新药aduhelm无法拯救世界，但我有很多经过科学验证的技巧可以分享，可以帮助你建立一个有较强复原力的大脑。而控制尿酸水平便是我们必须要学会利用的工具之一。

血糖水平升高、胰岛素抵抗、肥胖、糖尿病、高血压和炎症等也都与认知能力下降和大脑萎缩的风险提升密切相关。正如我在《谷物大脑》中所写的那样，即使是轻微的血糖升高也会使认知能力下降的风险显著增加。我们都知道认知能力下降的一个有效预测指标是肚子大小（腰臀比）和身体质量指数——BMI，指数越高，患病风险越大。而现在，我们可以在此基础上将尿酸水平升高列为一个主要危险因素。

肥胖既是尿酸水平升高的重要预测因素，也是痴呆的主要风险因素，这两者是相辅相成的。一项长达27年的纵向研究曾跟踪记录了10 000多名男性和女性的数据，并发现那些40～45岁肥胖者日后患痴呆的风险比那些保持正常体重或只是轻微超重的人高出74%。[2]如果我们能回到过去，在这些人40多岁的时候测试他们的尿酸水平，我敢打赌数值一定也会高得惊人。这一点在其他研究中也得到了验证。

举个例子，2016年，日本对一组老年人开展了一项研究，测试其尿酸水平与痴呆的风险之间的相关性：参与者中尿酸水平高的人患痴呆的风险要高出 4 倍。研究人员在他们的结论中更是直接指出："血清尿酸水平升高与认知能力下降直接相关。"[3]这同样也说明了尿酸是一个独立危险因素。如果肥胖、2 型糖尿病和高尿酸血症都是痴呆的独立危险因素，那么设想一下，当这些情况都出现在同一个人身上时，风险必然会呈现指数级增长。

这些研究人员关注的是尿酸水平升高对大脑血管的破坏性影响，不过，有一些下游效应解释了为什么高尿酸水平会对大脑造成如此大的威胁。[4]

需要强调的是，在许多针对尿酸水平升高与大脑不良问题之间关系的研究中被定义为"高"的尿酸水平仅仅只比医生认为的正常水平略高，这很容易被忽视，因为会被认定为仍属正常范围。早在 2007 年，约翰斯·霍普金斯大学的研究人员就给出了预警警报，他们发现"尿酸正常偏高［男性的尿酸值高于 5.75 mg/dL（342.125 μmol/ L），女性则是高于 4.8 mg/dL（285.6 μmol/ L）］的水平也仍可能导致无法检测到轻微脑卒中，并因此有可能导致老年人智力下降"。[5]这些是为何我会建议应降低目前医学界常用的正常尿酸值范围的上限。自2007 年以来研究人员开展的几项研究已经证实，与尿酸水平正常或较低的人相比，尿酸水平"正常但偏高"的人的大脑白质变化量要高1.6 倍。[6]而这种大脑白质的结构变化或损伤绝对不是你想要看到的。研究已经证实，对 60 岁及以上的成年人进行思维速度和记忆力测试的话，尿酸水平为正常但偏高的人处于低四分位的可能性要比其他人高 2.7 ~ 5.9 倍。

我们目前主要担心老年人的认知能力下降，事实上，肥胖会对所有年龄段的认知能力造成损伤。[7]我们经常会误以为年轻人思维最快、最敏捷，也最不容易患脑部疾病，但大量的研究表明，超重对年轻人的大脑也有一定影响，会导致记忆力变差、词汇量减少、处理速度变慢和推理能力变差等各种问题，5 岁的孩子身上也存在上述现象。与正常体重的儿童相比，肥胖儿童在学业测试中的表现更差。[8]此外，患有代谢综合征的儿童的拼写能力、算术能力、注意力，以及思维灵活性也会受到不同程度的损伤。根据前文所述，我们已经知道代谢综合征与尿酸之间存在关联；代谢综合征患者往往尿酸水平都偏高，无论他们是 5 岁还是 75 岁，这都会显著增加他们日后患阿尔茨海默病的风险。

如今有关尿酸超标和痴呆风险之间关联的研究的大量数据也为人们敲响了警钟。如果你在搜索引擎中将"尿酸"和"认知衰退"一并输入并点击搜索，海量的相关科学论文将呈现在你面前，其中许多论文都是在 2010 年之后发表的（你还会在这些论文结尾的参考文献里发现更多文章）。很明显，这是一个新兴的前沿科学。读完这些论文，你就会明白认知障碍与糖尿病之间的联系，而幕后黑手正是尿酸。

"3 型糖尿病"

如今，我们谈论阿尔茨海默病时，都会涉及糖尿病这一话题。2005 年，在慢性炎症登上《时代周刊》封面的 1 年后，将阿尔茨海默病描述为第 3 种糖尿病的研究开始在科学文献中悄然出现。[9]但是，直到最近人们才开始高度关注高果糖饮食和阿尔茨海默病之间的联系：最新的研究表明，从生物化学的角度来看，果糖的摄入会增加患痴呆的风险，而尿酸很可能是罪魁祸首。这些研究结果在引起人们担忧的同时，也为我们带来了新的希望。通过控制尿酸水平就能降低患阿尔茨海默病的风险，这一发现让所有人都眼前一亮。这对阿尔茨海默病以及其他许多大脑疾病的预防有深远意义。

我们现在开始认识到，从本质上讲，"3 型糖尿病"的根源是大脑中的神经元对胰岛素做出反应的能力有所下降，而胰岛素在一些包括记忆和学习在内的基本任务中又起着至关重要的作用。我们目前还认为胰岛素抵抗有可能诱发阿尔茨海默病患者脑内那些臭名昭著的斑块的构成。这些斑块是由一种异常的蛋白质构成的，最终它们会聚集并占领我们的大脑，取代正常的脑细胞。一些研究人员认为，阿尔茨海默病患者认知能力下降可归因于胰岛素抵抗。糖尿病前期或代谢综合征患者进入有轻微症状的痴呆前阶段以及出现轻度认知障碍的风险更高，而这通常会发展为阿尔茨海默病。[10] 此外，我要再次强调的是，一旦发病，往往都是不可逆转的——火车已经驶离了车站，只可能越来越快。

不过，糖尿病和阿尔茨海默病之间的联系并不意味着糖尿病一定会直接导致或总是会导致阿尔茨海默病，这只是表明它们可能有相同的起源——长期的不良饮食习惯。这些习惯导致了代谢功能障碍——它会进一步发展为这两种疾病。而果糖和尿酸在这一过程中扮演着什么角色呢？一个个的新研究消弥了过往对糖的错误认知，让我们对糖的认识不断加深。虽然果糖不会直接让血糖水平升高，但是它会让大脑方寸大乱。让我们来详细聊聊果糖的诸多手段。

第一，正如我在前一章所说，果糖诱导的胰岛素抵抗使身体长期处于一种血糖水平过高的危险状态。胰岛素抵抗会导致大脑中的脑细胞无法获取它们所需的能量。胰岛素是一种强大的营养激素，能够滋养神经元，也是大脑能量的基础。脑能量学（也被称为神经能量学）主要研究的就是大脑中的能量系统。这一系统负责为脑细胞提供能量，满足它们对氧气、能源和营养支持的高需求。脑细胞一旦失去这个重要照料者，就会遭受痛苦，甚至死亡。

第二，身体在代谢果糖的过程中会生成更多的尿酸并消耗大量ATP，这会进一步引发炎症——炎症甚至会扩展至大脑，引发神经炎症。这种代谢也可能直接发生在大脑中：最新的研究发现，神经元和神经胶质细胞等脑细胞中都存在代谢果糖的生化机制，[11] 而人们以往则认为它们中不存在这种机制。这一惊人的发现颠覆了我们过往对大脑中的果糖代谢情况的认知。

第三，回想一下前文中我们说过的，除了消耗能量之外，果糖代谢还会导致一氧化氮生成减少，而你应该也还记得，一氧化氮是血管中的重要分子，能够保障血液正常工作以及正常运输胰岛素。通过破坏一氧化氮的活性，体内高水平的尿酸增加了动脉粥样硬化疾病和血管性痴呆的风险，同时还导致血糖升高和胰岛素抵抗增加。大脑胰岛素信号受到的任何微小扰动都会引发神经炎症。我们知道果糖可以影响大脑中与调节进食量和奖励机制有关的区域（还记得享乐途径吗），以及与学习和记忆有关的关键区域。[12] 接下来，在我们继续谈论尿酸这一话题之前，让我们先一起来回顾一些生物学知识。

研究人员在小鼠身上进行的一项研究表明：果糖有降低大脑海马体中的突触可塑性的作用。[13] 换句话说：大脑记忆中枢的细胞连接能力会下降——这种连接能力正是学习和记忆形成过程的重要因素。与此同时，大脑中也会很少有新的脑细胞生成。[14] 而这两点正是痴呆的重要标志。如果你不能很好地处理信息，掌握新知识，并形成新的记忆，或者无法生成新的脑细胞来取代旧的或死亡的脑细胞，久而久之，你就会出现严重的认知衰退，甚至痴呆。道理就是这么简单。

在上面提到的这个研究中，研究人员连续几周向小鼠投喂以果糖为主要成分的食物，这些老鼠出现了代谢综合征以及认知能力下降的迹象。但好消息是，研究人员发现，通过改变老鼠的饮食，去除含果糖的食物，它们能够部分地恢复。这一发现也预示着我们有机会扭转乾坤，那就是通过改变饮食来逆转大脑衰退的进程，帮助人们远离痴呆，重新拥有健康和清晰的头脑。需要说明的是，这一改变过程开始得越早越好：正如我所提到的，一旦这种严重疾病在我们大脑中扎根，我们很难再扭转局面或者消除它所带来的损害。

果糖还会损害大脑的能量系统，特别是在一些我们最需要能量的地方——海马体的线粒体中。美国加利福尼亚州大学洛杉矶分校大卫·格芬医学院的研究人员宣称："果糖会降低神经弹性，从而可能使大脑出现认知功能障碍，患神经疾病的概率会增加。"[15]这个发现具有两个重要意义。

首先，神经弹性对大脑的寿命和认知储备（大脑延缓认知衰退的能力）来说至关重要。认知储备就像是你的备用鞋——在你旧鞋穿坏时，它可以用来替换。拥有高水平认知储备的人即使大脑中出现了预示衰老的物理迹象（如 β 淀粉样蛋白沉积和神经元纤维缠结），仍可以避免患上痴呆。这是通过对老年人大脑的解剖研究得出的结论。在研究过程中，我们发现一些老年人虽已 100 多岁，他们的大脑切片看上去满是疮痍，但是，他们直到生命的最后一刻都保持着敏锐的思维。他们的法宝是什么？他们会建造新的神经通路，以代替那些无法正常运转的通道。这也是大脑的非凡之处——它是人体中可塑性最强的器官。不像身体的其他器官会随着年龄的增长而自然磨损，大脑可以自我修复，但前提是，我们要向它传达正确的指令——特别是那些涉及新陈代谢的指令。

其次，别忘记大脑是人体中的耗能之王。虽然它的重量只占总体重的 2% ~ 5%，但它在休息时也能消耗高达 25% 的身体总能量。而如果大脑无法获取足够的能量，会发生些什么呢？能量的缺失会导致大脑出现功能障碍和无法正常运转。有前沿研究表明，大脑能量失调可能是阿尔茨海默病的最大潜在影响机制。而这背后最大的元凶就是看似无害但实则伤人的果糖。

2017 年，曾参与弗雷明汉心脏研究（我在第一章也提到过）的研究人员开始将研究重点转移到对临床前阿尔茨海默病的研究，并解释了每天饮用果汁对大脑的危害。临床前阿尔茨海默病指的是个体还没有表现出认知能力下降迹象，但患者大脑中存在的问题已经能通过医学手段被观察到。这些人处于疾病的早期阶段，还未出现明显症状或者认知能力的退化。而从潜伏到出现外在症状，可能需要数年甚至数十年的时间（这也解释了为什么临床前阶段是预防疾病发生和恶化的重要时期）。在这项由美国波士顿大学主持的研究中，研究人员通过对数千名受试者的神经心理学测试和磁共振成像检查来探究含糖饮料（如汽水和果汁等）对他们的大脑的影响。研究者为测试组设置了对照组，用于观察比较，对照组的受试者每天摄入的含糖饮料总量不能超过 1 杯。试验结果再次印证了果糖的危害。[16]

- 含糖饮料摄入与大脑总容量、海马体体积和记忆测试得分呈现负相关关系。
- 果汁的摄入量与大脑总容量、海马体体积和记忆测试得分呈现负相关关系。

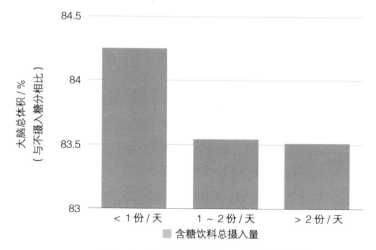

图 4-1　含糖饮料摄入与大脑总体积的关系

　　图 4-1 直观显示了糖（主要是果糖）对大脑的危害："研究结果令人震惊，考虑到糖的影响在中年样本中非常明显，因此我们调整了许多混杂因素（如普遍的糖尿病患病率、总能量摄入和体育锻炼情况）保证统计的客观，但我们仍然可以明显观察到这些影响的存在。试验

观察到的糖对大脑的影响相当于大脑总容量出现 1.5 ～ 2.6 年的老化变化，情景记忆能出现 3.5 ～ 13 年的衰退变化（以我自己为例）"。情景记忆指的是我们对具体的日常事件的记忆。在文章的最后，该研究的作者还引用了其他一些试验，这些试验也有类似的发现——阿尔茨海默病的病理发展与果糖的摄入有关。那么，在这一过程中，尿酸是如何起作用的呢?

尽管这一研究没有关注参与者的尿酸水平，但已经有一些类似的研究反复验证了果糖对大脑造成有害影响的重要机制是离不开尿酸的辅助的。[17] 尿酸是连接果糖和大脑退化之间的重要环节，这个环节一直难以发现而被遗漏。果糖会提高尿酸水平，减弱胰岛素信号，从而导致脑细胞丧失正确利用葡萄糖的能力。

脑能量系统的这种功能障碍也解释了为什么研究发现生酮饮食是对阿尔茨海默病患者的一种有效干预措施：因为它提供了一种替代燃料——酮体。[18] 马修·菲利普斯博士是新西兰著名神经学家，研究领域是在阿尔茨海默病背景下的脑能量系统，我曾有幸采访过他，在访谈中，他解释了生酮饮食对帕金森病的治疗作用。这里所提到的帕金森病也是一种脑能量系统缺陷的疾病，我想说的是：阿尔茨海默病同样是胰岛素抵抗的结果，而尿酸是这些悲剧幕后的关键推手。

让我们再回想一下我在前一章中简要提到的那个英国的研究项目。它强调了果糖和尿酸在大脑衰退中的联合作用。研究目的清晰——果糖摄入量增加是痴呆的风险因素。这些研究人员明确表示，过量摄入果糖会促进痴呆的发展：摄入糖的小鼠很快出现了胰岛素抵抗和认知障碍。在此基础上，他们还进一步阐明了果糖会损害大脑的处理、学习和记忆能力，以及尿酸在其中扮演的不可或缺的角色。尿酸水平升高与自由基增加以及一氧化氮减少有关，这会导致血液（包括流向大脑的宝贵血液）流速减慢。血管内一氧化氮的减少还会直接损害胰岛素处理血糖的能力。最后，研究人员还发现，果糖会导致一氧化氮合酶生成减少，一氧化氮合酶是一种在大脑中促进一氧化氮的制造的酶，它的减少会导致突触传递不再活跃，并影响记忆形成。

突触传递是神经元与相邻神经元连接并相互交流的一种方式。这意味着尿酸对一氧化氮的影响绝不仅仅只是减少血液供应和减弱胰岛素活性那样简单，它还会直接影响神经之间的交流。打个比方，尿酸会使得大脑进入一种模糊的静态模式，就像过去那种老式电视的"雪花"画面。大脑能够通过突触快速、清晰地传递信息，这对于大脑的健康和功能的正常运转至关重要。这一过程中任何中断都会造成干扰，并导致严重的下游效应，包括出现智力和认知能力下降的风险。

想要真正了解尿酸对认知能力下降的影响，我们只需看看降低尿酸水平的药物在降低痴呆风险方面所起的作用。2018 年，一项针对美国医疗保险索赔数据的回顾性研究揭示了降低尿酸水平在预防痴呆方面的作用。[19] 美国阿拉巴马大学的研究人员在比较两种治疗高尿酸和痛风的常用药物（别嘌醇和非布司他）时发现，与摄入低剂量的别嘌醇（< 200 mg/d）相比，摄入较高剂量的别嘌醇和摄入 40 mg/d 的非布司他剂量会降低痴呆风险——发病率能降低超过 20%。这一发现意义重大，尤其是在我们目前还没有任何治疗阿尔茨海默病的有效方法的情况下。此类的研究也推进了人们对尿酸和痴呆风险之间联系的研究进展，极大提高了人们对于使用降低尿酸药物预防痴呆这一方法的兴趣。尽管这不是一项将安慰剂设置为对照组的、用于甄别谁会患痴呆的干预试验，但它对没有服用过降尿酸药物的人和因各类原因（如痛风和肾结石）而不得不服用降尿酸药物的人进行了研究，结果也表明，服用过降尿酸药物的个体似乎确实因此有了额外受益——他们患痴呆的风险降低了。未来的研究还会进一步加深人们对这些联系和潜在机制的理解。此外，当我读到诸如"用别嘌醇降低尿酸水平可以改善无症状高尿酸血症患者的胰岛素抵抗和全身炎症"这样的研究成果时，我很清楚我们正在有望找到一种预防甚至治疗脑部疾病的新

方法——基于胰岛素抵抗和全身炎症对身体的严重危害的理论。[20]

2021年，美国杜克大学内科医生简·P.加利亚尔迪在《美国老年精神病学杂志》上发表了一篇文章，他指出："重点关注那些可改变的风险因素是治疗痴呆的一个重要策略。"[21]而尿酸超标正是我们最近才发现的一个巨大的风险因素。正如医学界经常打的一个比方，改变了土壤，种子就不会生长。如果我们能控制尿酸水平，以及其他能培育出完全"土壤"的重要元素，我们就能维持大脑的完美健康和功能正常运转。

这项研究表明了服用降尿酸药物对大脑的显著益处。接下来，我会向你介绍在没有任何药物的帮助下，如何通过其他方法来让尿酸维持在正常水平，从而维持大脑健康。我们可以通过培养一些健康的生活习惯轻而易举地做到这点——具体的方法我会在第2部分与大家分享。为了让大家更全面地理解尿酸的危害，在图4-2中，我列出了约翰斯·霍普金斯大学的研究人员2007年的一项研究的数据。这一研究表明，即使是轻微的尿酸水平升高也会给身体造成不良影响，增加老年人认知能力下降的风险。[22]正如你所见，尿酸水平即使是轻微升高（从低水平到中等水平）或者处于正常偏高，这些情况下，也会给认知带来损伤。

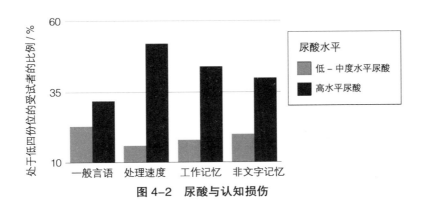

图4-2 尿酸与认知损伤

在本章伊始，我介绍了一些有关阿尔茨海默病的引人深思的研究数据，以及目前我们在该疾病治疗方面的研究现状和未来研究方向。目前，阿尔茨海默病仍然没有任何有效的药物，所以，我们只能将重点放在探索这种疾病的预防方法上。目前，全球许多顶尖研究团队都在验证并证明这些预防策略的有效性。

作为一名神经学家，我对这些新兴研究也充满了兴趣，因为这些研究清楚地表明了我们日常的选择决定着我们大脑的健康命运。不过，除此之外，我关注这些研究还有另外一层原因。当我在写下这段文字的时候，我仿佛又回到了当年我握着父亲的手，看着他因阿尔茨海默病离开人世的时刻。因此，与其说是受我作为一名神经学家的使命驱使，倒不如说是那场痛苦的经历激励了我去探索阿尔茨海默病，去向大众科普这一疾病不为人知的一面。人们应该明白，自己的生活理应更美好。凡事依赖药物解决问题，对自己而言，是不公平且残忍的。你现在能体会那时正在国家电视台宣传减少糖的摄入、保护大脑健康的我，看到制糖业发布所谓吃糖无害、吃糖让人快乐的声明时，内心的感受是怎样的了吧。我们应当拥有更健康的生活方式。每个人都应当如此。

现在，我们学会了通过减少糖的摄入，尤其是果糖的摄入，来控制尿酸水平，拥有健康。那么，除果糖之外，还有什么会提高我们的尿酸水平呢？

第五章

影响尿酸水平的并非只有食物

睡眠、盐、慢性病、久坐与尿酸的
关系

经验的价值不在于见多识广，而在于别具慧眼。

——医学博士威廉·奥斯勒

威廉·奥斯勒博士是 20 世纪最具远见卓识的医生之一，有"现代医学之父"的美誉。作为一位敏锐的观察者，他不仅能从教科书中汲取营养，更能够在患者身上不断学习，并且将其所学通过教学活动传承下去。1892 年，也是黑格发表专著的同一年，奥斯勒博士出版了对后世影响深远的著作《医学原理与实践》，书中他将痛风称为一种营养障碍疾病，并建议通过低糖饮食来治疗这种慢性疾病，即"严格限制淀粉类和含糖食物的摄入量"。[1]他还建议痛风患者限制水果摄入量，以防止关节炎复发。虽然奥斯勒博士当时略微窥见了一些关于糖和果糖的隐秘性危害，但是，在当时果葡糖浆还未出现的情况下，他并不知道食用新鲜水果摄入糖分与直接饮用糖水之间是有区别的。

通过前几章的学习，我们知道了果糖作为头号健康公敌对尿酸的影响，接下来我们来了解一下除了果糖之外，还有哪些成分或者生活习惯会导致尿酸水平升高。日常中有许多因素都会导致你无法正常排出体内的尿酸，自 20 世纪 60 年代中期以来，越来越多的科学研究已经验证了这些影响因素的存在。[2]其实，许多现代的日常生活习惯都会影响到尿酸水平。不要担心，我接下来就会告诉你一些实用技巧。

睡眠乃良药

我们一生中有 1/3 的时间都在睡觉。这是有原因的，我们最近也逐渐从科学的角度理解了睡眠的价值，而从前我们对此一无所知。我在先前的书中也提到过，或者你可能在网络媒体中了解到以及在一些书中看到过，许多前沿的试验和临床研究都表明，我们的睡眠质量和时长会影响体内几乎所有系统。但是，有一点你可能没有听说过：睡眠对身体的影响与它的生化效应有关，其中就包括那些涉及尿酸的生化效应。

在了解睡眠和尿酸的关联之前，我想先来简单总结一下目前已被验证过的睡眠的益处：睡眠能帮助我们控制饥饿感、控制食欲，会影响我们的体重、抵抗力、新陈代谢速度、创造力、洞察力、决策能力、抗压能力，以及我们处理信息、学习新事物的能力，还有存储和读取记忆的能力。[3]

英文中的"Good night, sleep tight（晚安，睡个好觉）"这一表达起源于 19 世纪。1968 年，它出现在披头士乐队的《White Album》专辑里面的一首歌的歌词中，在此之后，开始广泛流行。大概是从那时候起，我们才开始慢慢意识到睡眠对身体的神奇作用，然而又过了几十年，我们才真正开始验证这种作用，并且通过对照试验，证明了睡眠质量差会引发炎症，损害激素信号传导和血糖调节，破坏新陈代谢。此外，这一系列的破坏作用出现得会很快：在一项评估经常发生部分性睡眠剥夺对激素和代谢变量影响的研究中，研究人员让第一个对照组中没有糖尿病的健康男性连续 6 晚每晚只能睡 4 小时。[4]在试验进行到第 5 天时，这些受试者对葡萄糖的耐受度比他们先前被允许睡更长时间时降低了 40%。在此，我要向艾娃·凡·考特和她在芝加哥大学的同事表示敬意，她们于 1999 年完成了这项具有里程碑意义的研究。

1964 年，首次揭露睡眠不足与死亡率之间的普遍联系的一份调查报告被公之于众。该研究调研了 100 多万名成年人，最终发现睡足 7 小时的人死亡率更低。然而这项研究只是揭示了这一现象，并未指出这背后的生物学原理。自那之后，大量的相关研究增进了我们对睡眠和死亡率之间关系的理解，也填补了这一研究领域的许多空白，包括发现了睡眠对 DNA 的影响。

虽然有关睡眠和尿酸之间的隐秘关联的观察性证据越来越多，但是直到近年来这一关联才有了研究支撑。痛风患者往往会在夜间睡眠时急性发作，在清晨时尿酸水平会达到峰值，而清晨也是心脏病最高发时段的这一事实更是让我们确信：睡眠和尿酸水平之间有着必然的联系。

充足的睡眠会影响我们的基因。对我们大多数人来说，睡眠充足意味着至少睡 7 小时以上。2013 年英国科学家开展的一项研究发现，连续 1 周睡眠不足会改变 711 个基因的功能，其中就包括一些与压力、免疫、代谢和炎症有关的基因。[5] 这些基因使我们能够持续生成蛋白质来替换或修复受损组织，一旦它们因 1 周连续睡眠不足而停止工作，身体各项功能的恶化就会加速。也就是说，任何对身体重要功能的负面影响都会对人体全部功能（包括感知能力和思维能力）造成负面影响。关于基因与蛋白质的关系我们稍后再详谈，现在先让我们更好地了解一下睡眠的力量。

睡眠由一系列周期组成，每个周期的时长因人而异，但平均时长约为 90 分钟。在睡眠期间，你的大脑会在快速眼动睡眠[1]和非快速眼动睡眠之间不断转换。尽管每晚的睡眠周期相对稳定，但是非快速眼动睡眠和快速眼动睡眠的比重会发生变化，随着黎明的到来，人们逐渐从非快速眼动睡眠转向较浅的快速眼动睡眠。一些研究表明，非快速眼动睡眠比多梦的快速眼动睡眠更能让人恢复活力。不过，我们离不开它们中的任何一种，因为它们都对我们的身体有益处。非快速眼动睡眠有助于身体恢复和自我更新，快速眼动睡眠对我们学习和记忆

1　快速眼动睡眠，代表"快速眼动"，快速眼动睡眠是一种独特的睡眠阶段，其特征是眼睛的随机快速运动。

来说非常关键。

我们可能还没有注意到睡眠不足对基因的影响，但是我们肯定都经历过慢性睡眠不足的一些其他症状：思维混乱、记忆力减退、脑雾、免疫力低下和慢性感染、渴望碳水化合物类食物、体重增加和肥胖、心血管疾病、糖尿病、慢性焦虑和抑郁。这些症状都与睡眠有着独特的联系——与常规睡眠量的多少以及睡眠恢复细胞活力和促进新陈代谢的能力的大小都密切相关。你每晚能获得足够多的深度、恢复性睡眠吗？你能安然入睡吗？你醒来后会有神清气爽的感觉吗？你的睡眠时间固定吗？

此外，其他一些对睡眠不足人群的研究表明，睡眠不足除了会影响我们基因的行为方式外，还会直接增加我们体内强效炎症分子（细胞因子）的水平，如白细胞介素 -6 和白细胞介素 -1β、C 反应蛋白和 TNF-α。[6]睡眠不足会激活白细胞——它是人体正处于压力之下并容易受伤的信号。这些炎症标志物与许多疾病的危险因素存在关联。睡眠时长缩短 2 小时（即从 8 小时睡眠变为 6 小时睡眠）也会导致炎症因子的增加。即使只有一天存在睡眠不足的问题，也会导致那些炎症标志物急剧增多。注意，并不是睡眠时长够就意味着睡了个好觉：如果恢复性睡眠不够或者睡眠中发生了睡眠呼吸暂停等，打乱了正常的睡眠周期，将导致炎症因子的进一步增加。

2016 年，一项涉及 5 万多研究对象、72 项研究的大型文献综述揭露了睡眠障碍与炎症标志物增加之间的关联。[7]睡眠过多同样对身体有害，研究发现每晚睡眠超过 8 小时（长时间睡眠）的人体内的炎症因子也会增加。更是有研究指出睡眠过多会导致全因死亡率增加23% ~ 30%。[8]另外，还有一点需要注意，目前睡眠过多也被认为可能是认知能力下降的早期标志。2017 年，《神经学》期刊中一篇文章称，每晚睡眠超过 9 小时可能会导致未来 10 年内出现临床痴呆的风险增加。[9]令人震惊的结论还不止于此，该研究还发现长时间睡眠与脑容量减少存在关联，令我们更加不得小觑睡眠过多造成的影响。

因此，想要充分享受睡眠的益处，必须要规定一个最佳睡眠时长，而对大多数人来说，7～8小时的睡眠就足够了。但即便如此，很多人也很难做到。大约有25%的美国人存在间歇性失眠的问题，近10%的美国人更是患有慢性失眠症。睡眠问题也在影响着我们的下一代：最新数据显示，睡眠不足（或者说睡眠不足以满足身体需要）的问题在年轻人中很普遍。在6～11岁的少年儿童中，有30%无法获得充足的睡眠，这也是这一年龄段代谢综合征患病率上升的原因之一。[10] 更令人震惊的是，睡眠时间短的儿童患肥胖症的风险更是会增加89%。[11] 除此之外，睡眠质量对代谢综合征患病风险的影响也是睡眠医学中备受关注的另一个领域。睡眠对于维持人体生命活动正常运转至关重要——从葡萄糖代谢和胰岛素信号功能（影响饥饿信号食欲刺激素和饱腹信号瘦素），这些关键的生理过程都会受到睡眠的影响。

有关睡眠不足的讨论最终都不可避免地会涉及有关新陈代谢、肥胖和糖尿病发病风险的讨论。愈来愈多的研究表明，睡眠不足会增加胰岛素抵抗，并极大增加各种代谢问题出现的风险。那么，睡眠究竟是如何造成这些影响的呢？

我们的睡眠觉醒周期决定了我们的昼夜节律，而昼夜节律又会影响激素水平的升降、体温的波动以及某些有助于我们健康的物质的增减。当睡眠模式不能满足身体的生理需求时，我们的身体便会呈现出多种迹象，如出现复杂的激素水平变化、食欲增加以及对垃圾食品的强烈渴望等。说到这里，你可能对我在第三章提到过的2004年芝加哥大学的一个研究有印象，该研究同样指出了睡眠在使瘦素与饥饿素保持平衡的机制中具有主导作用。睡眠不好会导致饥饿激素失衡，加剧我们对一些不健康食物的渴望，这些食物进而也会危害身体正常的生理功能。

2017年一项覆盖18 000名成年人的研究表明，在糖尿病前期患者中，每晚睡眠不足 6 小时的人群发展为糖尿病的风险增加了44%，而每晚睡眠不足 5 小时的人群发展为糖尿病的风险更是增加了68%。[12]该研究得出的结论是："充足的睡眠时间对于延缓或防止糖尿病前期向糖尿病发展至关重要。"冠心病、糖尿病前期和糖尿病都是炎症性疾病，都会继续引发其他疾病。读到这里，想必你也不难理解习惯性睡眠不足为何会使我们的全因死亡率增加 12% 之多了吧。

睡眠不足的毁灭性影响

睡眠不足会引发一系列复杂的生物学反应，并且增加以下疾病或症状出现的风险。

- 超重和肥胖
- 胰岛素抵抗、代谢综合征和糖尿病
- 健忘、思维混乱和脑雾
- 阿尔茨海默病和其他类型的痴呆
- 免疫功能降低
- 各类心血管疾病，包括引起心脏病发作
- 癌症
- 性欲低下和性功能障碍
- 情绪低落和抑郁
- 易受感染
- 冲动
- 成瘾性增加
- 预期寿命缩短

虽然我在前面几段中几乎没有提到尿酸，但是相信你也能大致明白尿酸在其中扮演的角色。我们都知道尿酸是幕后黑手之一，因为尿酸水平的升高与睡眠不良习惯（或者说睡眠不规律）存在相关性。更令人惊讶的是，2019 年进行的一项研究还揭示了睡眠时间和血液中尿酸浓度之间密切的负相关关系：充足的高质量睡眠能使尿酸维持在低水平。[13]许多研究都证实了睡眠和尿酸这二者之间的相关性，包括这种负相关关系：睡眠质量越差、时长越短，尿酸水平就会越高。[14]

> 良好睡眠有助于控制尿酸水平。睡得越好，睡眠时长越充足——能满足身体所需，就越能轻易地控制好尿酸水平。

在睡眠过程中发生的一些生理变化会刺激关节中尿酸结晶的形成，这也是痛风患者经常在夜间发作的原因之一。这些生理变化包括体温的下降、呼吸方式的改变以及皮质醇水平的下降。皮质醇是一种抗炎分子，能够减轻痛风炎症，而睡眠时体内皮质醇的分泌会减少，对痛风的抑制会变弱。痛风易在夜间发作也有可能是因为脱水：在睡眠期间，人体会因为呼吸和出汗失去水分，血液中的尿酸浓度会因而越来越高，并可能在关节处聚集且结晶。除了痛风之外，还有其他一些迹象也能让你意识到尿酸水平过高了。许多人可能从来没有经历过痛风，但如果你在夜晚辗转反侧、难以入眠时检测身体指标，就会发现体内的尿酸水平在狂飙之中，这会在暗地里对人体造成伤害。

对很多人来说，入睡并不是问题——关键是如何保证睡眠不会受到其他因素干扰。阻塞型睡眠呼吸暂停就是一种常见的睡眠障碍，患者会出现夜间呼吸暂停的症状，从而扰乱睡眠周期。当支撑喉咙软组织的肌肉（如舌头和软腭）暂时处在放松状态时，这种情况就会发生。此时，气道会逐渐变窄，直到在半睡半醒中意识到自己开始无法呼吸，而等再次入睡后，这个过程又会再次出现。阻塞型睡眠呼吸暂停最常见的诱因是什么呢？肥胖——颈部超重会引发一连串事件，导致呼吸紊乱。研究还发现，患有阻塞型睡眠呼吸暂停综合征的人患痴呆的风险是正常人的 2 倍多。他们丢失了一些对于维持新陈代谢正常进行的至关重要的睡眠，而这种正常进行的新陈代谢正是大脑保持活力和保护我们免受各类疾病侵害的关键。

一项研究表明，随着睡眠受到的干扰越来越严重，阻塞型睡眠呼吸暂停综合征患者的尿酸水平也会大幅上升。图 5-1 直观呈现了二者的关系（睡眠呼吸暂停低通气指数反映的是睡眠中断的严重程度；低通气则是指异常的浅呼吸或者呼吸缓慢）。[15]这项研究的受试者恰巧也是 BMI 属于超重范围的 2 型糖尿病患者，研究人员在这些人身上发现阻塞型睡眠呼吸暂停的情况也并不令人惊讶。阻塞型睡眠呼吸暂停综合征、尿酸水平升高、2 型糖尿病通常密切相关，并通过一个共同的问题联系在一起：代谢综合征。

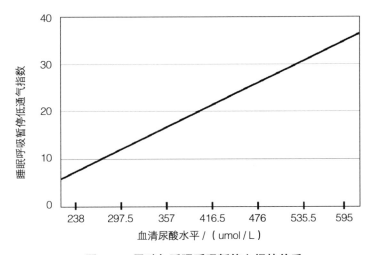

图 5-1　尿酸与睡眠呼吸暂停之间的关系

为了彻底掌握有关自己的睡眠质量和时长的第一手资料，最近越来越多的人选择去睡眠实验室进行多导睡眠图检查。这是一项非常有价值但复杂的测试，不仅可以确定人们睡了多长时间，还可以确定人们在各个睡眠阶段的睡眠质量。打个比方，快速眼动睡眠阶段是我们巩固记忆的时期，所以能够测量并确认我们在此阶段花费了多长时间有重要意义。同样，深度睡眠也很关键，因为这是大脑激活其"胶质淋巴系统"的时间——是清洁时间，这能够消除大脑中积累的有毒代谢废物和其他有害元素，如与阿尔茨海默病有关的、危险的 β 淀粉样蛋白。[16] 有趣的是，一项使用了精密脑部扫描技术的新研究表明，即使只是短短一夜的睡眠不足，也会导致受试者大脑中的 β 淀粉样蛋白处于较高水平。

好消息是，如今我们能够很轻易地获取这些有关我们睡眠时长和质量的重要指标数据。随着各种可穿戴设备及配套手机应用程序的普及，我们可以随时获取各种信息，包括我们在运动时的心率和血氧饱和度水平，甚至我们在任何特定时刻的血糖水平。当然，我们的睡眠相关数据也一样可以获取到。

在第 2 部分中，我会给你更多的详细建议，帮助你摆脱糟糕的睡眠。而现在，先让我们继续了解一下其他会导致尿酸水平升高的因素。首先，不要忽略盐的作用。

盐会加剧各类症状

不止是美国，世界上许多地区的人们每天的盐摄入量均超过了10 g，而合理的摄入量应比这要少得多。大多数人都知道饮食中盐过多会增加心血管疾病的患病风险。长期以来，有诸多科学文献也指出了高盐饮食与肥胖、胰岛素抵抗、非酒精性脂肪性肝病和代谢综合征的患病率之间的关联。执行高盐饮食，仅需 5 天时间，人就会出现胰岛素抵抗的问题。不过，盐对人体的作用机制以及对新陈代谢的影响机制仍然是一个很难攻克的课题，直到最近科学家们也才开始有所突破，揭开了盐的神秘面纱。

正如我在前面简单提到过的，我们人体可以将体内的葡萄糖转化为果糖。这一转化过程是通过激活一种叫作醛糖还原酶的特定酶来实现的。科学家们曾在小鼠身上做过相关研究，验证了通过盐来激活这种酶，并因此促进内源性果糖生成的可能性。[17]这项研究还发现，高盐饮食会诱发小鼠的代谢综合征。然而这其中，那些缺乏果糖激酶的小鼠则并不会患上代谢综合征，也不会出现肥胖现象。这里所说的果糖激酶是果糖代谢所必需的酶，缺少这种酶也就意味着阻断了尿酸产生的途径。这一对照研究表明，阻断果糖代谢和尿酸的产生可以使小鼠免于出现代谢问题。

这一发现不仅表明盐的摄入和果糖的形成之间存在关联，同时也表明果糖的代谢会导致代谢综合征的进一步发展。研究结果显示，在不缺乏果糖激酶的野生小鼠中（也就是说这些小鼠能将果糖转化为尿酸），高盐饮食会导致一系列问题：瘦素抵抗、胰岛素抵抗、脂肪肝以及饮食不受控制且无节制，小鼠发展为肥胖。研究人员对真人受试者做相同的试验时，也得到了一致的结论。此外，2018 年的一项综述评估了 13 000 名健康成年人的数据，最终也发现高盐饮食（每日盐摄入量超过 11 g）会引发非酒精性脂肪性肝病和糖尿病。[18]需要注意的是，非酒精性脂肪性肝病也是糖尿病的先兆之一，且所有代谢问题之间都是存在关联的。所以，结论是明摆着的：喝含有果糖的饮料本身已经是对身体的伤害，如果再过多摄入钠，无异于在伤口上撒盐。

虽然我们目前还没有足够多的证据能够明确证明盐在刺激果糖生成方面的巨大作用，但是证据链越来越完善和充分了。一篇涉及多项研究的综述类文章表明饮食中的盐摄入量可能与代谢综合征患病率的增加存在关联——即使是在调整了总能量摄入量之后亦是如此。盐虽然不含能量，但是它会通过刺激果糖的生成和代谢来增强我们的食欲。内源性果糖会促使我们暴饮暴食，并且导致瘦素抵抗的出现，进而使我们吃得更多。我们知道，啮齿动物摄入果糖会刺激其身体对钠的吸收，然后钠会通过激活果糖激酶来加快果糖的代谢。这是一个恶性循环，需要未来进行越来越多的临床研究来探索和验证。我前文提到的 2018 年的那篇综述性论文也受到了《自然》期刊的特别关注，期刊强调了作者的结论："过去限制盐的摄入量一般只是为了控制高血压，而我们的发现对这种原有的认知构成了挑战，盐的摄入量应该是各种人群都应该密切关注并且加以控制的。"[19]

一些动物试验发现饮食中的盐会像尿酸一样，影响内皮型一氧化氮的合成，从而导致认知功能障碍。我们知道一氧化氮在血液供应和血管健康中起着重要作用，并且它还能够抑制 tau 蛋白的形成——这种蛋白质是阿尔茨海默病的显著迹象之一。2019 年，美国康奈尔大学威尔医学院费尔家族脑与心智研究所在《自然》期刊上发表了一篇论文，文章的标题简单明了——食盐过量或会促进认知障碍。作者在文中针对这一机制给出了解释：高盐会导致一氧化氮的减少，并通过一系列反应最终导致 tau 蛋白过度磷酸化，从而导致出现认知功能减退。[20]

希望未来的临床研究能够更好地定义盐和我们生理功能之间多层次的关系，并且能够重新确定盐摄入量的标准。糖和盐是绝大多数美国人日常饮食的主要成分。而它们不仅会导致身体脱水，会破坏身体的正常功能，过量摄入还会导致尿酸水平升高。

一些会提高尿酸水平的药物

一些药物也会导致尿酸水平升高。[21] 有关每种药物的具体化学效应，我就不再赘述。简单来说，它们都会增加身体对尿酸的再吸收，减少尿酸排出，并且会导致嘌呤增多，然后嘌呤会在血液中降解为更多的尿酸。这是最为常见的机制，但也有例外，一些化疗药物具有细胞毒性（能够杀死癌细胞），而细胞被破坏时会释放嘌呤，导致尿酸增加（有关这点稍后我还会详细介绍）。

以下是我列出的一份会提高尿酸水平的药物的清单。当然，无论你是决定要停止服用、减少服用还是继续服用这些药物，都应该与医生协商。

☐ 阿司匹林（剂量为每日 60~300mg）

☐ 睾酮（用于男性的睾酮替代疗法）

☐ 托吡酯（如抗惊厥药妥泰）

☐ 替格瑞洛（如血液稀释剂替卡格雷）

☐ 西地那非（如"伟哥"）

☐ 奥美拉唑（如用于治疗胃食管反流的洛赛克）

☐ 环孢素（一种免疫抑制剂）

☐ 烟酸（又称维生素 B_3，如药物 Niacor）

☐ 阿曲汀（如用于治疗银屑病的阿维 A 酸）

☐ 非格司亭（如用于治疗白细胞计数低的优保津）

☐ 左旋多巴（如用于治疗帕金森病的息宁）

☐ 茶碱（如用于治疗哮喘和慢性支气管炎等肺部疾病的 Theo-24）

☐ 利尿剂

☐ β 受体阻断药（如普萘洛尔和阿替洛尔）

大多数人都没有每年定期检查药物储备，并盘点自己真正的药物需求的习惯。很多人习惯了吃药，但很多情况下他们完全没有必要吃药。其中，我经常听到的一个最好的例子就是抗胃酸反流的药物——质子泵抑制剂，比如埃索美拉唑、奥美拉唑、泮托拉唑和兰索拉唑。目前，有大约 1 500 万美国人在使用上述这些质子泵抑制剂药物来治疗胃食管反流病，虽然这些药物并不会如上面清单中所列的药物一样直接提高尿酸水平，但是仍然会对人体造成极大危害。

这些药物会阻碍胃酸的产生，而我们都知道，胃酸是人体正常消化所必需的物质。因此，这些药物会使我们很容易患上营养和维生素缺乏症，并增加我们患心脏病和慢性肾衰竭的风险，严重时更是有可能危及生命；而且上述疾病又会影响人体排出尿酸的能力——它们会对体内有益的肠道细菌造成伤害，从而阻碍人体清除尿酸。越来越多的研究表明，在服用质子泵抑制剂药物缓解胃灼热等胃肠道症状的患者中，有70%的患者不仅没有好转，反而出现了肠道微生物群遭受到了一定程度的破坏的问题。[22]这些负面效果出现得很快——需要不到1周时间。这些药物会实际损害消化系统的完整性以及新陈代谢功能。幸运的是，对于一些长期患有胃食管反流的患者来说，接下来，降尿酸饮食或许能够帮助你改善这种情况。你的肠道细菌也会在此过程中受益，从而进一步帮助你达到预期的尿酸水平。

酒精和木糖醇

虽然木糖醇不是一种药物，但是作为许多食品中常见的一种代糖，我还是想要特别聊聊它。由于木糖醇的升糖指数比蔗糖低很多，且每克含的能量也更少，所以它被宣传为一种健康的代糖，相比其他种类的糖，它更受糖尿病患者的欢迎。许多烘焙食品、口香糖和牙膏中都含有这种成分。木糖醇是一种天然甜味剂，广泛存在于含膳食纤维的水果和蔬菜中，但含量很少。研究人员很早就发现，木糖醇会刺激体内嘌呤的分解，从而导致尿酸水平升高，因此，最好不要在日常饮食中摄入这种物质。

酒精是一种容易会使人上瘾的有害物质。不过，适量饮酒对身体并无大害，但也要注意所喝的酒的类型，因为有些酒会比其他类型的酒更能提高尿酸水平。举个例子，啤酒就比白酒更能提高尿酸水平，而适量饮用一些葡萄酒则不会提高尿酸水平。从生物化学角度来看，酒精主要通过 3 种方式提高尿酸水平：第一，酒精可能是嘌呤的来源之一，而嘌呤在体内分解时有尿酸生成；第二，酒精会导致肾脏忙着清除酒精，因而无法正常清除尿酸，从而使得更多的尿酸留在血液中；第三，酒精促进了核苷酸的代谢，而核苷酸是产生嘌呤的另一个来源。

有趣的是，啤酒之所以是最糟糕的酒，原因就在于它是由啤酒酵母制作而成的，因此会含有大量的嘌呤（在第 2 部分，我会向你分享一些技巧，帮助你寻找那些不含嘌呤的啤酒）。长期过量饮用啤酒的人不仅会出现腹部肥胖（也就是我们常说的啤酒肚），还会更容易患上脂肪肝、高血压，并且会出现甘油三酯水平异常的问题。不同于烈酒和葡萄酒所具有的单一危害，啤酒具有双重危害：它不仅含有酒精，而且嘌呤含量高，因此会导致更多的尿酸的生成。酒精的代谢方式与果糖相似，都是将 ATP 转化为 AMP，并为尿酸的生成铺平道路。

酒对尿酸造成何种影响不仅与酒的种类有关，还与我们的性别有关。[23]研究发现，女性饮用葡萄酒与尿酸水平下降之间存在相关性，而在男性群体身上并没发现这种相关性。目前学界的观点是，葡萄酒中的一些非酒精成分，如具有抗氧化特性的多酚类物质，可能会起到预防女性尿酸水平升高的作用。当然，这并不是说女性在饮用葡萄酒时就可以无限制地喝。在第 2 部分，我会给你一些具体的饮酒建议。

富含嘌呤的食物

前文中我们有说，许多食物中含有嘌呤，这些嘌呤会在我们体内最终代谢为尿酸。富含嘌呤最多的就是各类动物性食物：牛肉、羊肉和猪肉等红肉；包括肝、肾在内的各类动物内脏；以及凤尾鱼、沙丁鱼和鲱鱼等油性鱼类。此外，扁豆、豌豆、黄豆等一些豆类和一部分水果和蔬菜中也含有嘌呤。不要慌，食物中嘌呤含量高并不意味着它们会使你的尿酸水平升高。在第 2 部分中，我会讲解我所提到的降尿酸饮食，帮助你明确食物之间的细微差别，提供可以参考的饮食调整方案，帮助你维持较低的尿酸水平。

的确，吃多了红肉、凤尾鱼、动物内脏或者喝多了含糖饮料和酒肯定会使你尿酸水平升高并增加你患相关疾病的风险，但多吃豌豆、芦笋和菠菜这些蔬菜则不会导致这样的结果，所以不要想着让蔬菜为你的高尿酸水平背锅。目前几项大型研究均证明，蔬菜（包括嘌呤含量较高的蔬菜）与尿酸水平升高之间并无关联。甚至有一些含有嘌呤的食物，包括富含维生素 C 的水果、富含膳食纤维的蔬菜和一些大豆和奶制品等，还能抑制尿酸水平的升高。不过，食用大豆时要多加注意，因为你仍然应该要小心转基因大豆。在第 2 部分，我会给出详细的饮食指南。

为了能够更加全面地看待这些食物的影响，让我们来回顾一下 2018 年进行的一项大型综述性研究，该研究综合分析了 19 项横向研究，旨在明确各种食物与痛风患病风险之间的关联。[24] 下面列出了一些会增加或降低痛风风险的食物。

☐ 海鲜：风险增加 31%

☐ 红肉：风险增加 29%

☐ 果糖：风险增加 114%

☐ 酒类：风险增加 158%

☐ 乳制品：风险降低 44%

☐ 豆制品：风险降低 15%

☐ 蔬菜：风险降低 14%

☐ 咖啡：风险降低 24%（仅限男性，详情见下文）

此外，研究人员还发现这些食物与高尿酸血症和尿酸水平升高有相似的相关性：海鲜、红肉和果糖会导致风险增加，咖啡、乳制品和豆制品则会降低风险。咖啡使男性显著受益，能够明显降低他们患痛风和高尿酸血症的风险，但会增加女性患高尿酸血症的风险（尽管不会导致痛风）。在第 2 部分，我会详细说明男性和女性在饮食上分别应该注意些什么。

甜、咸、酸、苦、鲜是我们的 5 种基本味觉，而其中"鲜"这个词的英文"umami"来自日语，意思是"令人愉快的味道"或者"美味"，这种味道的主要来源就是谷氨酸——味精中常见的一种氨基酸。高嘌呤食物一般都很鲜。当你很馋这种鲜味的时候，往往就是你的身体在渴望高嘌呤食物。[25] 这种鲜味食物会让我们欲罢不能，对其味道上瘾，沉浸其中，无法自拔。即使不在食物短缺的阶段，其鲜味也会刺激你的味蕾，让你吃得更多，存储更多的能量。

食品制造商喜欢用味精来为食物提鲜，增强食物风味，从而刺激消费者食欲，但是绝大多数的这类食物会导致尿酸水平升高。原因有二：第一，正如我前文所说，味精多存在于嘌呤含量高的食物中；第二，味精中通常含有一些能转化为尿酸的添加剂，如肌苷酸盐和鸟苷酸。研究表明，在小鼠生命早期给它们喂食味精，会导致小鼠肥胖。[26] 此外，给成年小鼠喂食味精会导致它们出现胰岛素抵抗、甘油三酯升高、高血压和腰围增加的问题。用尿酸来解释这些代谢综合征相关症状的出现，都能说得通。人体试验也有相同发现。一项针对健康成年人的历时 5 年多的纵向研究表明，大量摄入味精会导致受试者体重飙升，以及高 BMI。[27] 此外，一些人体研究也揭露了大量摄入味精与高血压之间有关联。[28]

科学家们仍在进一步探索这些影响背后的具体机制，目前的猜测是这一机制或涉及多种关系链，分别对胰腺、葡萄糖代谢和整体的血糖控制造成影响。此外，味精还会通过提升食物的风味和干扰瘦素信号来破坏身体的能量平衡。研究还表明，味精会引发如白细胞介素 -6 和 TNF- α 等炎症性的化合物的释放，从而进一步加剧胰岛素抵抗。[29] 2020 年智利的一项研究发现，给肥胖小鼠喂食味精会导致这些小鼠血液胆固醇、葡萄糖和尿酸水平升高。这是预料之中的，因为肥胖使得肾脏更难清除代谢产物。[30] 味精也可能还会刺激体内其他生物反应，提高尿酸水平。需要注意的是，由味精引起的肥胖和高血压会阻碍肾脏正常排泄尿酸，从而使得尿酸水平要比正常水平更高。

现在，我们知道了味精的危害，因此，在日常饮食中要注意少食味精，尤其要警惕一些添加了大量味精的精制食品。虽然说味精会引发头痛和偏头痛已被证明是错误的，但是味精无法逃脱被指责对尿酸水平升高负有一定责任的命运。为了身体健康，我们应该避免使用这种调料。

会导致尿酸水平升高的疾病

通过前文的介绍，想必你已经十分了解尿酸水平升高与代谢紊乱之间的相关性。接下来，让我们再来看看其他与尿酸水平升高有关的疾病。

银屑病。可以肯定的是，银屑病是一种与免疫有关的慢性炎症性皮肤病，25% 的银屑病患者同时患有关节疾病（银屑病关节炎）。过去几十年间，科学家们一直在探索银屑病、银屑病关节炎和痛风之间的关联。直到最近几年，科学家们才发现这些疾病之间的共同点就是患者的尿酸水平都较高。天生易患银屑病的人，皮肤细胞更新较快并且易出现皮肤炎症，因此尿酸这种副产物也会较多。

在 2014 年的一项大型研究中，研究人员从 2 个大型数据库中抽取了近 9.9 万名试验对象的数据，其中包括近 2.8 万名男性和 7.1 万名女性，数据显示，男性银屑病患者的痛风患病率是没有银屑病的男性的 2 倍；女性银屑病患者的痛风患病率则是没有银屑病的女性的 1.5 倍；而同时患有银屑病和银屑病关节炎的男性患者和女性患者的痛风患病风险更是比健康人群高出 4 倍。[31]

目前，研究人员仍在探索这些联系背后的复杂机制。毫无疑问的是，这些疾病之间存在着复杂的相互作用，涉及全身炎症和代谢功能障碍，会影响免疫功能。2020 年，法国一组研究人员将同时患有痛风和银屑病的情况命名为"psout"（由两种症状的英文表达整合而成），并呼吁学界对其进行更多的研究，探索银屑病患者仅通过控制尿酸水平来控制病情的可能性。[32]

肾功能不全和慢性肾脏病。 许多现代人都饱受肾功能不全（肾脏无法过滤废物）和慢性肾脏病的折磨。肾功能不全会进一步发展为肾脏疾病。目前，全美有大约 3 700 万人患肾脏疾病，占美国成年人口的 15%，这意味着每 7 个成年人中就有 1 个患者，而其中近 90% 的患者都不知道自己患有慢性肾脏病。1/3 的美国成年人（约 8 000 万人口）目前都有患慢性肾脏病的风险。而肾脏无法快速过滤并且排泄尿酸等代谢产物又会导致什么呢？没错，就是尿酸水平升高。

甲状腺功能减退。 全美有大约 2 000 万人患有甲状腺相关疾病，美国甲状腺协会的数据显示，有超过 12% 的美国人患有甲状腺疾病。虽然早在 1955 年我们就已经知道了甲状腺功能减退和尿酸水平升高之间存在相关性，但直到 1989 年，科学家们才阐明了尿酸水平升高与甲状腺功能减退和甲状腺功能亢进之间的关联。[33] 正如我前文所述，（甲状腺功能减退情况下的）甲状腺激素水平异常会影响尿酸的排泄，从而导致血液中的尿酸水平升高。

甲状腺功能亢进（也就是我们俗称的甲亢）。患者的甲状腺功能过高，这会导致人体细胞组织的分解，从而导致嘌呤的释放，嘌呤最终会转化为尿酸。此外，还需要补充的是，甲状腺是代谢的主要调节器，并且在很大程度上受到瘦素的影响——瘦素也是调节尿酸的激素之一。前文也说过，瘦素缺失或失衡以及尿酸水平升高都是代谢综合征的预测因子，且二者之间也关系密切。

铅中毒。1848 年，英国医生阿尔弗雷德·巴林·加罗德发现了痛风患者血液中的尿酸水平异常升高，从而首次将痛风发病归因为尿酸超标。这也是历史上首次将二者联系起来。在这一发现之前，英国当时许多与痛风相关的报告都将痛风归因于铅中毒，加罗德医生也很清楚铅与痛风和肾脏疾病之间的关联。从本质上来看，铅使得尿酸无法经由肾脏排出，进而导致其在血液中聚集。在当时那个时代，人们对铅的普遍存在习以为常，许多酒精饮料中都含有这种物质（既有铅，又有酒精，想必你也能想象这双重危害的影响）。当时许多流行的酒精饮料，包括度数较高的苹果酒以及像波特酒和雪莉酒在内的一些烈性葡萄酒，在制造和储存时都会用到一些含铅的设备和酒桶。除了日常的饮料中含有铅之外，随着糖开始被引入烈酒、茶、咖啡和甜点中，人们的糖摄入量也在显著增加（尽管此时距离果葡糖浆的出现还有大约 1 个世纪）。

即便如今我们早已认识到铅中毒的危害，并且竭力控制重金属成分，但铅仍潜伏在许多角落，且事实证明，即使是极低剂量的接触也会导致尿酸水平的升高。在 2012 年发表在美国的《内科学年鉴》上的一项研究中，研究人员称，血液中的铅即使水平远低于美国疾病控制与预防中心建议的标准范围，也会导致痛风的患病风险增加。[34]

人体内铅含量并不存在所谓的安全、可接受的范围，且体内的铅也很难清除。如果你住的是由含铅油漆粉刷且墙皮已经开始脱落的老房子的话，那你可能需要检查一下体内的铅含量了。另外，我们所有人都需要注意的是，要避免饮用铅污染的水，避免出现类似密歇根州弗林特市 2014—2019 年的铅中毒事件。这类污染事件肯定还会再次发生，且往往在伤害出现之前，我们很难觉察到铅污染。

肿瘤溶解综合征。如果你正在接受癌症治疗，那你可能会患上所谓的肿瘤溶解综合征。这种疾病非常罕见，其特征通常是伴随着化疗时大量肿瘤细胞快速死亡产生的一系列代谢紊乱。这些代谢紊乱还会伴随着大量嘌呤的释放，嘌呤会最终被代谢为尿酸。由此可得出结论：任何与（细胞）组织损伤相关的活动都会提高尿酸水平。这也就意味着身体创伤、运动过度，甚至断食等都会导致尿酸水平的升高。断食会导致尿酸水平升高的道理也一样：断食会让身体认为食物稀缺，而尿酸是身体进入储存模式的信号——在此模式下身体会保存能量，并在需要能量时分解细胞组织（进而释放嘌呤）。[35]因此，断食后要适当安排尿酸检测，这非常重要。

　　不过，恰当的阶段性断食还是有许多益处的：它有助于减肥和恢复胰岛素敏感性，并且能够激活细胞自噬，以清除坏死细胞的碎片。尿酸水平通常会在断食结束24小时后恢复到基线水平。具体的断食方法，我将在下一章详细介绍。我也会在第2部分向你展示如何进行间歇性断食，对于想要通过采用严格限制碳水化合物的摄入的低能量的生酮饮食来减肥的人士，我也持鼓励态度。和断食一样，生酮饮食也会导致尿酸水平的暂时性上升，但为了减肥的话，二者都还是值得一试的。在停止生酮饮食后，尿酸一般也会恢复到正常水平，所以对于大多数人来说基本没有什么危害。唯一需要注意的是，在断食或生酮饮食期间，需要密切监测尿酸水平，特别是如果你有痛风病史或者出现过肾脏问题。当然了，如果你不想尝试生酮饮食也完全可以，本书所提到的降尿酸饮食也完全可以帮助你达到减肥的目标。[36]简单来说，降尿酸饮食可以让你轻松达到目的。降尿酸饮食法通过控制各种会影响尿酸的因素来巧妙地调节你的尿酸水平，从而帮助你改善整体的身体功能，让你重回健康状态。

久坐或缺少运动

久坐不动对身体的危害已经是老生常谈了。我的许多文章也都提到了运动的魅力，运动不仅能让我们的新陈代谢保持活跃，激活长寿基因，还能够促进大脑健康，帮助预防各类疾病。我们的进化决定了我们人类都是"运动员"，早期人类在自然选择驱使下进化为极其敏捷的生物——长腿、粗短的脚趾、脑容量大、内耳结构复杂，从而帮助我们摆脱"四肢行走"，更好地保持用双脚直立行走时的协调。我们人类的基因组在数百万年时间里不断地进化，帮助我们在面对各种外界挑战时更好地获取食物。人类的基因组期望人们通过经常锻炼来维持生命，但不幸的是，当代人很少能慎重对待基因的这一要求。慢性病的发病率和日益升高的死亡率也证明了如今我们人类运动的缺乏。据专家统计，全球有近 10% 的死亡率都可归因于久坐不动的生活方式。[37]世界卫生组织也表示，缺乏运动是导致疾病和功能障碍的主要原因之一。

各大媒体也纷纷向公众宣传"久坐像吸烟一样危险"。各大报道中引用最多的是 2015 年发表在《内科学年鉴》的一项荟萃研究。该研究发现，久坐不仅与各种原因导致的过早死亡有关，还与心血管疾病、糖尿病和癌症的患病风险增加有关。[38]这一发现你可能并不惊讶，但需要注意的是，即使长期久坐者不时进行一些体育活动，这些危害仍然不能避免。换句话说，锻炼 1 小时并不能弥补你整日久坐造成的损伤。同样地，如果周中完全不锻炼，即使周末疯狂锻炼，也无法弥补先前的损伤。此外，研究也证明了经常站起来活动一下能够有助于预防疾病，能让人更加长寿。这里所说的活动并不需要多么剧烈：一项对试验对象进行了为期数年的研究的结果显示，每间隔 1 小时从椅子上起来，并进行 2 分钟的轻微活动，就能使全因过早死亡的风险降低 33%。[39]

在进行体育活动时，人体内会同时出现多种效应。首先，运动是一种强效消炎药。它还能提高胰岛素敏感性，有助于调节血糖平衡，减少蛋白质糖化。所谓糖化是葡萄糖与蛋白质缠结在一

> **2分钟挑战邀请：**专家表示，如果每小时站起来做2分钟轻微活动（上下跳跳、做几个深蹲和弓箭步，或者起身快走1圈），死亡风险会降低33%。所以，为了更加长寿，牺牲这点微不足道的时间绝对值得。

起的生物反应过程，可导致组织和细胞变得僵硬不灵敏。一些关于运动对糖化血红蛋白影响的研究也可以证明这一点，因为糖化血红蛋白也是蛋白质糖化的标志之一。另外，有研究还证明运动能够刺激大脑中新的神经元的生成，帮助我们提高思维的敏锐度，建立认知储备，避免认知衰退。

近年来，科学家们也开展了一些运动对尿酸水平的影响的研究。预料之中的，他们也发现了与第一章我所描述的相同的 U 型曲线：过度剧烈运动会导致 ATP 消耗增加，导致作为尿酸前体的嘌呤的储备增加，而运动太少又会增加尿酸水平升高的风险。2019 年韩国的一组研究人员发现，每天久坐 10 小时及以上的人比每天久坐时长不到 5 小时的人更易患高尿酸血症，成为最早关注到久坐与高尿酸血症存在关联的研究之一。[40] 这项研究的规模十分可观——观察研究了超过 16 万名健康的男性和女性。此外，研究还发现，中低强度的体育活动能使尿酸水平升高的风险降低 12%，高强度体育活动则能够让风险降低 29%。虽然我们尚不清楚这背后的生物学原理，但目前我们已经知道的是，久坐和高尿酸血症都与胰岛素抵抗和肥胖有关，而且以减肥为目的的体育运动可以显著降低尿酸水平。[41]

当然了，运动强度过大会破坏细胞组织，提高尿酸水平，但这并不是这里要说的重点。在这里，我关注的还是那些不爱运动的大多数人，因为他们平时不经常运动流汗，也就无法从运动中获益。简单、

易上手又便宜的运动方式有很多，它们都可以让你在享受运动过程的同时充分地锻炼身体。至于具体有哪些好的运动方法，就让我们在第 2 部分再详细聊聊。

第六章

控制尿酸水平的好习惯

5 种关键的降尿酸补剂、动态血糖监测和限时进食

吃饭是为了活着，但活着不是为了吃饭。

—— 苏格拉底

如果你看到有文章标题说，糖会导致过早死亡，但不是因为肥胖，你会认为是因为什么？这听上去可能让你自我怀疑，毕竟我们一直以来的认知都是糖吃多了身体会发胖，而肥胖会导致各种健康问题。

但这是千真万确的，它源自美国科学促进会 2020 年 3 月发表的一篇新闻稿，文章报道了英国医学研究理事会伦敦医学科学院发起的一项新研究。该研究颠覆了爱吃甜食的人过早死亡的主要原因是吃糖过多导致的肥胖这一传统认知。[1] 研究人员发现，糖摄入过量所导致的过早死亡其实与尿酸的积累存在关联，而并非像我们通常认为的那样——由高糖饮食带来的类似糖尿病的代谢问题导致的。

研究人员得出的结论是糖摄入过量导致的过早死亡并非肥胖本身的直接后果。而这一结论令研究人员十分惊讶。虽然这项研究是以果蝇为研究对象，并非人体试验，但后来德国的基尔大学的合作研究人员开展的人体试验同样印证了这一结果——试验结果表明饮食中糖的摄入与肾功能下降和血液中嘌呤的增加有关，进而导致尿酸水平的升高。体内的高尿酸水平会继续危害我们的健康，并缩短我们的寿命。与人类一样，在高糖饮食的影响下，果蝇也表现出许多代谢疾病的症状——肥胖和胰岛素抵抗。但我们需要承认，包括过早死亡在内的所有这些不良结果，其背后的罪魁祸首其实都是尿酸水平过高。这也就意味着，如果你的尿酸水平持续过高，即便你没有肥胖问题，也没有与肥胖相关的代谢问题，你也仍然可能会失去生命。

现在，你对尿酸的生物学影响以及会导致尿酸水平升高的因素已经有了全面的了解，接下来，就让我们来看看如何才能控制住这个狡猾的坏蛋。首先，我们先来聊聊科学文献中记载的 5 种能够直接降低尿酸水平的重要补剂。[2]

5 种降尿酸补剂

槲皮素。槲皮素是一种生物类黄酮，具有强抗氧化、抗炎和抗病原体特性。它是一种植物色素，能为许多植物穿上"各色衣服"。它还是一种免疫调节剂，可以预防退行性疾病或减缓退行性疾病的发展。槲皮素存在于各种食物中，主要是水果和蔬菜中，如苹果、浆果、洋葱（尤其是红洋葱）、圣女果、西蓝花和叶类蔬菜。除了具抗氧化和抗炎的特性，研究发现槲皮素还有助于控制线粒体代谢进程。新的研究还表明，槲皮素补剂可能对神经退行性疾病有效果——该研究发现槲皮素能够减少阿尔茨海默病小鼠体内的斑块蛋白的积累，这种积累对身体是无益的。槲皮素能抑制体内晚期糖基化终末产物的形成。晚期糖基化终末产物是在特定情况下体内发生的不良化学反应产生的有害化合物，其英文缩写恰巧与"衰老"的英文单词（age）相同。这十分贴切，因为它们的积累会让你由内而外衰老。关于这点，我稍后会再详细介绍。

槲皮素能够降低尿酸水平的关键在于：它能够抑制黄嘌呤氧化酶的活性，而这种酶是人体生成尿酸的最后一个步骤所必需的。任何能抑制这种酶的物质都能减少尿酸的生成（别嘌醇等降尿酸药物正是基于这一原理——干扰这种酶的活性）。2016 年一项针对尿酸水平正常偏高的健康成年人的著名研究发现，连续 1 个月每天服用槲皮素（每次剂量为 500 mg）会显著降低受试者的尿酸水平。[3] 而对尿酸水平高于正常范围的人来说，槲皮素的降尿酸效果更是显著。该研究的作者指出："对血尿酸水平高于正常范围、虽没患痛风但患病风险高的人，以及正在痛风康复治疗中的患者来说，槲皮素可能会是一种有效的降尿酸工具。"此外，一些针对心血管疾病高危人群的研究还表明，槲皮素可以降低血压和血液中的低密度脂蛋白水平。[4]

我的建议是，每日摄入 500 mg 槲皮素。

木犀草素。与槲皮素一样，木犀草素的降尿酸功效也归功于它抑制黄嘌呤氧化酶的能力。研究已经证明：木犀草素具有与别嘌醇相同的降低尿酸水平的特性。研究人员还发现它能防止胰腺中胰岛 β 细胞出现功能障碍。这一发现具有重要意义，因为尿酸水平升高会对胰腺造成直接损伤，而胰腺中的 β 细胞是胰岛素产生的关键。2017 年日本的一项针对轻度高尿酸血症患者的双盲、安慰剂对照研究也证明，那些服用木犀草素补剂的人的尿酸值明显低于对照组。[5]

木犀草素在自然界中广泛存在，除了存在于菊花提取物中外，还存在于许多水果和蔬菜中，尤其是青椒、芹菜、柑橘类水果和西蓝花。另外，百里香、薄荷、迷迭香和牛至等香草中也含有这种物质。像大多数类黄酮一样，木犀草素不仅具有抗炎和抗氧化特性，而且相关动物研究也表明它对心脏和神经保护有益处。目前，一些研究人员也在探索木犀草素的抗癌功效。[6]

我的建议是，每日摄入 100 mg 木犀草素。

DHA。学名二十二碳六烯酸（以下简称 DHA），是一种 ω-3 脂肪酸，可以说它在我所在的研究领域是最受关注的一种分子。它不仅是脑细胞的细胞膜的重要组成部分，尤其是神经突触的细胞膜，更有助于减少大脑和全身的炎症，并且似乎能够增加脑源性神经营养因子，这是大脑生成新神经元时的首选"肥料"。此外，DHA 还能对抗不良饮食引起的肠道炎症，以及抵消高糖饮食（尤其是果糖）所带来的破坏性影响，从而有助于预防代谢功能障碍。

DHA 与果糖之间的关系也十分有趣，并且涉及对尿酸水平的控制。在第四章中，我提到了加州大学洛杉矶分校的科学家在 2017 年进行的一项研究，该研究探索了果糖是如何通过尿酸对大脑造成破坏性影响的。在研究过程中，研究团队还发现 DHA 可以帮助抵消这些负面影响，称 DHA 为基本的抗果糖脂肪酸。他们的试验设计也十分精妙。首先，他们会训练小鼠逃离迷宫。接下来，他们将小鼠分为了 3 组：第 1 组小鼠只喂食含果糖的水；第 2 组小鼠也是喂食含果糖的水，但同时还喂食了富含 DHA 的食物；第 3 组小鼠的食物中不含果糖和 DHA。6 周后，研究人员对这些小鼠进行了测试，观察它们还能否从相同的迷宫中逃脱。你猜一猜哪组小鼠陷入了困境？研究人员发现第 1 组小鼠通过迷宫的速度大约是第 3 组小鼠的 50%，这表明果糖对它们的记忆力造成了负面影响。但是，第 2 组小鼠通过迷宫的速度与第 3 组相同。这一结果清楚地证明了 DHA 可以抵消果糖所产生的负面影响。

DHA 在调节血管内皮细胞功能方面也起着重要作用。前文我们说过，过量的尿酸会影响一氧化氮的生成和其正常功能的发挥，导致血管健康状况变差，进而导致血管适当扩张的能力以及维持血管内胰岛素信号的传导的能力降低。而 DHA 对血管内皮细胞有明显的积极作用，因而能有效地抵消尿酸水平升高的不利影响。

2016 年，《美国临床营养学杂志》称，DHA 在抗炎特性方面击败了另一种知名的 ω-3 脂肪酸——二十碳五烯酸（以下简称为 EPA）。[7]（当然了，买混合了 EPA 的 DHA 补剂也是没有任何问题的。）我们的身体能够制造少量 DHA，还可以通过摄入饮食中常见的亚麻酸这种 ω-3 脂肪酸来合成 DHA。但是，仅靠身体自己生成 DHA 是远远不够的，仅仅通过饮食就获取我们所需的全部 DHA 也很难。我们每天至少需要摄入 200 ～ 300 mg 的 DHA，但大多数美国人目前的 DHA 摄入量不到这个目标的 25%，因此，我们需要额外补充 DHA 以达到每日摄入标准。鱼油或者海藻油都是很好的选择。

我的建议是，每日摄入 1 000 mg DHA。

维生素 C。维生素 C 又名抗坏血酸，能够增强人体免疫力。人体无法制造维生素 C，因此，我们必须从食物中获取这一重要的营养素。从血管、软骨到肌肉、骨骼、牙齿和胶原蛋白，人体所有组织和器官的生长、发育和修复都离不开维生素 C。另外，维生素 C 对于许多生理活动也至关重要，如伤口愈合、铁的吸收以及免疫系统的正常运作。

维生素 C 在治疗和预防痛风方面也是一员大将。[8] 这是有原因的：许多研究都表明，维生素 C 能够降低尿酸水平，帮助患者免受痛风的折磨。英属哥伦比亚大学的研究人员曾在《内科学年鉴》上发表过一篇文章，该文章称，通过对近4.7万名男性进行为期20年的研究，研究结果显示服用维生素 C 补剂的人患痛风风险降低了 **44%**。[9] 约翰斯·霍普金斯大学的研究人员也进行了一项严格的荟萃分析（综合研究了 2 000 多份出版物上发表的随机对照试验的结果），最终也得出了相同的结论："补充维生素 C 会显著降低血清尿酸水平。"[10]

为何维生素 C 会有如此效果呢？约翰斯·霍布金斯大学的一项研究表明，维生素 C 能够促进尿酸随尿液排出体外，从而减少肾脏对尿酸的再吸收，另外，维生素 C 作为一种强大的抗氧化剂，还能减少组织受损，避免生成更多尿酸。许多柑橘类水果能够降低尿酸水平，部分原因也是其维生素 C 含量丰富。

我的建议是，每日摄入 500 mg 维生素 C。

小球藻。你可能没有听说过小球藻这种物质，但它其实是一直存在于我们周围的世界里，它是一类有药用价值的单细胞淡水藻类。小球藻的种类很多，但在降尿酸研究中出现次数最多的是普通小球藻，许多补剂中都会添加这种小球藻。由于其功效显著，能够降低血糖水平和C反应蛋白水平，所以小球藻通常被用于改善代谢综合征的症状。此外，研究还证明小球藻能够降低甘油三酯，提高胰岛素敏感性，改善肝酶。小球藻也是很好的解毒剂，能够和血液中的农药残留和重金属结合，使它们从体内排出。

在 2017 年一项针对用小球藻治疗非酒精性脂肪性肝病的患者的研究中发现，连续 8 周服用小球藻的试验组与服用安慰剂的对照组之间存在显著差异。[11] 与服用安慰剂的患者相反，服用小球藻的患者的空腹血糖、炎症标志物和尿酸水平都有所下降，肝功能也有改善迹象，而且体重也有明显减轻。我们知道非酒精性脂肪性肝病患者有体重增加的风险，因为患者有胰岛素抵抗，身体会自动储存脂肪（90%的非酒精性脂肪性肝病患者都会出现至少一种代谢综合征特征）。所以，小球藻都能帮助非酒精性脂肪性肝病患者减轻体重，并且实现上述功效，那么可以想象它被用于普通人身上时的效果会有多么的显著。可以说，小球藻是一种超级生物充电站。

小球藻具有的抗炎功效使得它还有许多其他用途。例如，目前有科学家正在研究小球藻用于治疗抑郁症的可能，因为抑郁症越来越被认为是一种炎症性疾病。在一项针对重度抑郁症患者的为期 6 周的初步研究中，研究人员发现，在都使用了标准抗抑郁疗法的基础之上，服用小球藻的患者的抑郁症病情有显著改善。[12] 患者的身体和心理上的抑郁症状以及焦虑症状都有所缓解。

我的建议是，每日摄入 1 200 mg 普通小球藻。

在第 2 部分中，我还会再次提到上述 5 种关键补剂，到时候我也会再次提醒你它们的推荐剂量，并且会列出每周计划。你可以从第 1 周开始服用这些补剂。说完补剂，让我们再来聊聊你的整体降尿酸计划中可以采取的另外两个有用的方法：动态血糖监测和限时进食。它们都能帮助你降低尿酸水平，并且改善你的整体生理功能。因此，二者都是总体行动计划中的重要环节。

定期使用动态血糖监测技术监测血糖水平

血糖的重要程度，想必无须我再多言。前文我也说过，血糖是人体新陈代谢的关键底物，是所有人体细胞生成、生命活动所需能量的原材料。我们的身体努力让血糖保持在一个偏低水平内，全部血液中糖的含量也就相当于大约 1 茶匙的糖，这是因为血糖水平过高或者过低都会出现问题，降低我们的代谢效率。虽然我在这本书中主要关注的是尿酸，但我还是想在这里占用一点儿篇幅，跟大家聊聊血糖的重要性以及血糖失衡的破坏性影响。请大家耐心读完，因为这些也与控制尿酸水平有关。这一切就像一个巨大的蜘蛛网：当你拉其中一根线时，整个网也会随之变化。因此，当我们想要调节尿酸这根"线"，也需要考虑与之交织的血糖"线"。这两项指标对于我们人体的运转都至关重要。

许多与尿酸水平升高相关的慢性疾病也源于患者没有控制好血糖水平，对于这点，我们并不奇怪，因为慢性疾病只不过是血糖水平过高对人体造成的众多伤害之一罢了。从生物学角度来说，我们很难做到在尿酸或血糖这两个参数其中一个处于异常水平时，将另一个控制在正常范围。这两种分别反映血糖代谢情况和嘌呤代谢情况的生物标志物，会在人体各项复杂的生理过程中相互协同发挥作用。美国10 大死亡原因中，除去意外事故，其他 9 项都与血糖失调直接或间接相关。[13] 由于尿酸在新陈代谢过程中起着核心作用，所以，尿酸失调或者慢性高尿酸血症也是血糖失调的同谋。过去，我们主要死于传染病和饥饿，但现在我们的主要死因已经变成了与新陈代谢相关的疾病。

我们都知道，葡萄糖是我们通过饮食所摄入的碳水化合物分解后的产物。葡萄糖进入血液后，向胰腺发出释放胰岛素的信号，胰岛素则会发出指令，细胞会开始处理葡萄糖，让血糖恢复到正常的水平。

一些进入细胞的葡萄糖会被线粒体处理，生成 ATP，给细胞供能。额外的葡萄糖则会以糖原的形式储存在肌肉和肝脏中。此外，葡萄糖也可以转化为脂肪（通常是甘油三酯的形式）储存在脂肪细胞中。在必要时，我们的身体也可以通过糖原异生的过程利用脂肪或者蛋白质反向制造葡萄糖。

葡萄糖摄入过量的后果想必你也很清楚。葡萄糖持续进入人体（通常是由于我们过度食用了含有精制糖的深度加工食品），会导致胰岛素水平直接且持续飙升。最终，我们的细胞通过减少其表面对胰岛素有反应的受体数量来适应这一变化。换句话说，我们的细胞会对胰岛素脱敏，从而抵抗胰岛素泛滥造成的影响。这会导致胰岛素抵抗——为应对这一情况，胰腺会进一步制造更多的胰岛素。而较高的胰岛素水平则使得细胞占用更多的糖分。因此，这就形成了恶性循环，最终导致 2 型糖尿病。

葡萄糖并不是唯一的反派。正如我所说，如今一些前沿研究表示，尿酸除了能够导致胰岛素抵抗和糖尿病之外，还会加剧葡萄糖 - 胰岛素这一循环，这使得代谢问题更加严重。

从定义来看，糖尿病患者血糖高是因为他们的身体无法将糖运输到细胞中储存并进一步转化为能量。而这些存留在了血液中的糖会对人体造成影响。下面让我们来大致看看它会造成哪些问题。

炎症。慢性高血糖引发炎症的途径很多，从炎症分子的释放到炎症基因的表达，再到体重增加的影响，都会导致身体最终出现炎症。此处的体重增加通常与高血糖同步，因为额外的葡萄糖会转化为脂肪。我们知道，多余的脂肪，特别是腰部周围的脂肪，会促进免疫细胞的激活，并促进大量的促炎性化学物质的分泌。因此，糖尿病作为一种葡萄糖调节失调的疾病，本身就具有严重的促炎作用。

糖化。当"黏性"葡萄糖分子附着在体内的蛋白质、脂肪和氨基酸上时，会发生一种名为糖化的化学反应，并生成晚期糖基化终末产物。这种产物会与晚期糖基化终末产物受体结合，进而引发炎症，并引发慢性疾病。用于测量平均血糖的糖化血红蛋白检测的是人体90天内的糖化血红蛋白水平，因此，它也可以看作检验炎症的指标之一。如果你想要直观地了解晚期糖基化终末产物的影响，你可以仔细观察一下周围出现过早衰老的人的皮肤——往往是松弛、没有光泽、有色块沉积且布满皱纹的。这些都是因蛋白质与糖结合而出现的物理效应。高血糖还会导致血管内出现有害的晚期糖基化终末产物，进而引发心血管疾病。另外，一些通过高温烹饪的食物，如烧烤、油炸食品和烤面包中也会含有晚期糖基化终末产物。传统的西方饮食导致我们会摄入大量的晚期糖基化终末产物，不过别担心，只要遵循本书所述的降尿酸饮食法则，你就会避开这些有害物质。

氧化应激。高血糖会导致人体生成过量的自由基，而这种危险的活性分子会损害细胞。研究认为，糖尿病中的许多并发症都是由活性氧过量直接引起的，这里所说的活性氧就是一种由高血糖引起的特定类型的自由基。即使只是短期处于高血糖水平，体内也会有自由基产生，抗氧化剂会有所减少，从而导致组织损伤。过多的自由基活动引发的失衡状态，就是我所说的氧化应激。这种状态会损害一氧化氮信号的传导，而前文我们说过，一氧化氮有助于血管扩张和葡萄糖的利用。高血糖还会导致储存在脂肪细胞中的游离脂肪酸氧化，进而引发更多炎症。另外，过量的葡萄糖会导致低密度脂蛋白胆固醇的氧化，增加血管中斑块积聚的风险。

线粒体功能障碍。线粒体功能障碍会使得线粒体无法有效产生能量，导致细胞无法正常工作，进而引发各种各样的健康问题。我在前文讲果糖代谢会消耗细胞内的ATP并阻碍线粒体产生能量时，曾提到过这一点。我们当时有说到活性氧会对线粒体造成损伤，使得细胞将燃料转化为能量的能力降低，导致有毒脂肪代谢物在细胞内积累。这些脂肪代谢物会黏附于细胞内部，并破坏胰岛素通信通路，进一步破坏细胞的能量平衡。

基因表达变化。试验表明，空腹血糖水平急剧升高可以改变数百个基因的表达，影响从能量代谢到免疫反应等多种细胞生命活动。一些基因表达的变化还会引发额外的炎症。

这些问题所反映出的道理显而易见：我们需要保持血糖平衡。控制尿酸水平需要建立在控制血糖水平的基础上。近年来，医生和研究人员都在呼吁大众要持续监测血糖水平，即使没有胰岛素抵抗问题或者并非糖尿病患者，也要关注血糖。这是何故呢？因为近 20 年来的研究表明，哪怕只是轻微的血糖水平升高，即便还远未达到 2 型糖尿病的程度，也会导致心血管疾病、癌症甚至死亡的风险增加。尿酸也同样如此：长期处于高尿酸水平同样会导致出现这些不良后果。

目前，血糖水平被用于糖尿病前期和糖尿病的诊断。美国预防服务工作组同样建议，对于年龄在 40 ~ 70 岁的超重或肥胖人群，无论是否患有糖尿病，都要进行血糖筛查，并且专家也开始建议人们，无论是否有体重问题或者糖尿病，都应该定期进行血糖筛查。血糖值达到糖尿病前期标准的人群中，有至少 50% 最后会发展为糖尿病，而他们中绝大部分甚至都不知道自己的病情。尿酸值也是如此：虽然大部分人如今的尿酸水平处于正常范围，但是如果不及时检测，很可能等发现尿酸水平超标时已经晚了，代谢问题已经出现了。

一组以色列研究人员在《新英格兰医学杂志》上发表了一篇具有里程碑意义的文章。该论文指出，当空腹血糖浓度接近 81 ~ 99 mg/dL（4.5 ~ 5.5 mmol/L）时，患糖尿病的风险仍会增加，有时甚至会增加 3 倍，尽管空腹血糖水平仍处于规范中的正常范围内。[14] 研究人员还发现，随着空腹血糖浓度的升高，心脑血管疾病发病的风险也会急剧增加，而且空腹血糖浓度在接近 90 mg/dL（5 mmol/L）时就已经开始导致发病风险增加，尽管大家普遍认为安全阈值是 100 mg/dL（5.56 mmol/L）。我们现在必须形成新的医学共识，并制定新的空腹血糖安全标准，以帮助人们尽可能保持健康。[15]

不过，目前人们对血糖诊断测试提出了许多质疑，其中一项就是它还无法及时检测出代谢问题。研究表明，与未患糖尿病的人相比，最终患上糖尿病的人在确诊前 3 ~ 6 年，胰岛素分泌水平就已经升高，胰岛素敏感性则有所降低。[16]

还有一点需要注意的是，血糖水平大幅波动（也就是我们所说的血糖变异性）的影响可能要比持续的高血糖还要糟糕。专家认为，血糖水平的大幅波动会导致组织损伤，释放包括自由基在内的代谢副产物，在一个人以血糖水平正常、到变为胰岛素抵抗、再到最终患上糖尿病的过程中，血糖水平波动也会变得更加频繁。[17]因此，这也是我们认为血糖监测十分重要的原因之一。血糖监测能够让你掌握血糖水平的高低起伏，并采取应对方法。为了健康着想，我们的膳食当然最好也能尽量不引起血糖大幅波动，下文我所提到的降尿酸饮食会帮你实现这一目标。

测量空腹血糖通常需要在断食 8 小时之后进行。断食 8 小时在夜间相对容易实现。但出于对我前文所提到的血糖波动性的考虑，你可以用动态血糖监测仪来进行更多次的测量，这项技术十分强大，即使你没有糖尿病或者感觉自己没有血糖波动的问题，仍然建议你试一试。指尖采血抽查血糖水平这种方式的确也能为你提供一些信息，但是它只能反映某个时间点的血糖浓度，无法让你了解一天中的血糖浓度动态变化数据，无法让你了解自身的血糖变异性。

动态血糖监测技术恰好弥补了这一缺陷。凯西·米恩斯博士曾将动态血糖监测技术比作"拍摄一部完整的关于葡萄糖的电影"，称其为我们"提供了更多的信息和参考。"米恩斯博士是代谢健康领域龙头公司 Levels 的联合创始人兼首席医疗官，该公司主要提供动态血糖监测设备，并研发了同步的手机应用程序。再透露一下，我本人也是该公司的董事会成员，很高兴能看到这些先进技术能够不再仅仅局限于医学研究领域，而是真正造福大众。米恩斯博士喜欢用美国斯坦福大学于 2018 年的一项研究来说明传统的采血测量血糖和使用动态血糖监测技术测量血糖之间的区别，这项研究发现，即使是应用于血糖指标被认为正常的人时，动态血糖监测技术也表现优秀，对这些人的血糖变异性很敏锐：他们一天中有约 15% 的时间血糖值甚至达到了糖尿病前期范围。[18] 由上可知，如果你没有在血糖高峰期间监测血糖的话，就无法及时发现糖尿病前期的迹象。

新西兰和比利时的研究人员在 2016 年进行的一项研究同样为我们敲响了警钟。该研究连续 6 天追踪了一组运动员的血糖水平。通过动态血糖监测技术，他们发现 4 名受试者的空腹血糖水平有超过 70% 的时间都高于正常范围，且有 3 名受试者的空腹血糖水平已处于糖尿病前期范围。[19] 一些规模更大的研究同样也有类似发现：有研究表明，有 73% 的没有糖尿病的健康受试者的血糖浓度高于正常值——他们一天中的血糖值可以达到 140 ~ 220mg/dL（7.78 ~ 12.22 mmol/L）。[20] 需要补充的是，血糖浓度在接近 140mg/dL（7.78mmol/L）时就会破坏 β 细胞（一种产生胰岛素的细胞）：有研究发现，空腹血糖浓度处于 110 ~ 125mg/dL（6.11 ~ 6.94mmol/L）（即规定的糖尿病前期范围）时，β 细胞总量已下降了 40%。[21]

虽然动态血糖监测技术目前还未被用于医学诊断，但我预测这只不过是时间问题。你也可以赶在普及前，提前使用这项技术来监测血糖，优化饮食，稳定自己的血糖水平，减少血糖水平的波动，让自己变得更加健康。

本书后面也会给出一些相关饮食建议，正确的饮食可以帮助你控制血糖水平，并有助于限制餐后血糖水平的大幅上升，或者说所谓的餐后高血糖。通过血糖监测，你可以对自己餐后的血糖水平变化有直观的认识，从而能够对饮食做出更精确的个性化调整。这也将最终帮你控制尿酸水平。

不过，只是关注饮食还不够，还有许多因素也会影响血糖水平和胰岛素敏感性，如你的一些健康问题、服用的药物、昼夜节律的节奏、锻炼习惯、睡眠时间以及压力水平等。持续的高血糖水平会损害你的压力反应系统，而长期处于高强度压力之下会影响身体利用葡萄糖的能力。一项用小鼠做的试验中，当小鼠的葡萄糖负荷增加并受到各种形式的压力（如脚部被反复电击）时，小鼠会无法有效代谢葡萄糖，并可能出现急性胰岛素抵抗。[22]

许多糖尿病患者非常熟悉实时血糖监测系统，这些小型的医疗系统几乎已经可以做到实时监测血糖水平。在应用时，医生会先用头发粗细的微型塑料针轻轻穿透患者的皮肤表层，在患者腹部（或手臂）插入一个微型传感器，并通过贴片将传感器固定在适当的位置，使其能够全天在组织液中获取血糖数据。传感器需要每隔 10 ~ 14 天更换一次。它会将实时血糖数据无线传输到智能手机里的相关应用程序中。我建议你去了解一下这种实时监测装置，并考虑在日后的养生和健身方案中应用动态血糖监测技术。

动态血糖监测技术的精准性和可问责性

的确，理想状态下，控制血糖似乎很容易，只需要我们控制好糖的摄入量就可以。但问题是，我们实际上很难达到这种所谓的理想状态。根据国际食品信息理事会基金会的数据，59% 的美国人表示，有关营养的信息之间的相互矛盾会让他们置疑自己的食物选择。米恩斯博士是这样解释的："如今我们周边充斥着各种食品营销宣传和令人困惑的营养建议，使得作为社会中的一分子的我们很难做出前后一致的健康选择。而这种可穿戴的动态血糖监测设备恰好能够帮助我们摆脱这些迷惑人的信息——我们可以通过观察自己身体的反馈，更好地制订适合自己的个性化健康计划。此外，想要维持血糖稳定，仅是注意饮食，管好嘴是不够的，你需要做的还有很多。"我个人十分同意。

很多人可能会通过监测体重来获取自己饮食上的反馈，但体重的微小变化很难准确归因到具体的食物上。同样，通过抽血测量胆固醇和血糖水平虽然也可以反映我们的饮食问题，但其结果反映的往往是数月（或者数年）的饮食造成的问题。如果你的数值不在正常范围内，医生可能会建议你"吃好点"，但是并不会给你针对性的饮食指导，而类似动态血糖监测仪这种可穿戴系统则能够更清晰地告诉我们各种饮食行为导致的后果。打个比方，如果你吃了一包薯片或者炸玉米片，然后看到了自己血糖水平骤升，你就能明白原因所在。

除此之外，动态血糖监测仪还充当了你的责任合伙人的角色，能够帮助你坚持达成自己的目标。且随着动态监测技术的不断发展，未来它还能帮助我们监测身体许多其他指标数据。包括 Levels 在内的许多公司都在开发这种可以同时监测多种指标数据的设备，即在监测血糖的同时，监测尿酸和炎症标志物在内的一系列生物标志物，以及我们的睡眠和运动数据，等等。

限时进食

"什么时候吃"与"吃什么"同样重要。至少数据是这样显示的。你可以这么想：你的生命代码，也就是你的激素、大脑化学物质和基因表达在一天 24 小时内的表现都是不同的，而你的身体节奏，包括你的饮食和睡眠模式，都会对它们产生影响。甚至你的肠道微生物群也会遵循身体的昼夜节律，比如，当你几个小时不吃东西时，你的肠道环境会发生变化，这会影响肠道细菌的组成以及微生物群的集体行为。

想想看：我们的祖先无法像我们一样"奢侈"地一天吃好几顿饭和零食，也注定无法每天早上都能吃得饱（他们不得不在白天打猎，可能只会在下午或晚上吃一顿比较丰盛的饭）。而我们的现代饮食习惯则更多是物质资源丰富的时代下的文化与习俗的产物。尽管之前我们被告知要多吃东西，少食多餐，防止身体进入饥饿模式，从而保持我们的新陈代谢稳定，但其实这一建议背后的理论与事实相去甚远。人类基因决定了我们的身体适合反复断食。我甚至可以说，人体更喜欢并期待经常性断食。这种断食类似电脑的重启，能够帮助人体自动重启、刷新，并消除故障。正如本杰明·富兰克林所说："休息和断食就是最好的药物。"总而言之，通过正确的限时进食来暂时停止为身体提供营养是提高细胞完整性的最好方法之一。

萨克研究所负责生物研究的萨特旦安达·潘达博士，同时也是《昼夜节律密码》一书的作者。他也曾提到过限时进食或者所谓的间歇性断食对生物钟的益处。[23]潘达博士毕生致力于对限时进食的研究。他首次发现了下丘脑中的视交叉上核是人体主时钟的中心，并直接通过眼睛中的感光细胞接收外界信息。潘达博士发现了人体是如何依靠这些眼内的传感器以及身体其他部位的细胞计时器保持人体的正常运转的。他还在视网膜上发现了一种蓝光传感器，这种传感器可以测量周围的光线水平，从而设置人体的先天生物钟，以便使人每天按照设定时间睡觉和起床。

在探索肝脏的每日循环过程中，潘达博士发现，在限定时间内进食时——进食窗口为 8 ～ 12 小时，小鼠会变得更苗条、更健康。[24]这表明了时间的重要性。如果我们像 1 个世纪以前的人们那样，将进食窗口控制在 8 ～ 12 小时内，就能有效避开高胆固醇、糖尿病和肥胖。此外，潘达博士还发现，相比于其他小鼠，缺乏必要的昼夜节律分子的小鼠炎症水平会更高。这说明生物钟会影响免疫系统。

潘达博士与世界各地的科学家合作进行的另一项研究还表明，将饮食时间限制在 8 ～ 12 小时内可以改善胰岛素敏感性、血压、脂肪代谢（帮助燃脂），以及肾脏、肝脏、大脑、胰腺、肠道（消化和微生物组）和免疫系统的功能。此外，与本书主题相关的是，限时进食对体重管理和新陈代谢也有好处，能够降低炎症反应和尿酸水平。虽然短期断食期间尿酸水平会暂时上升，但这种上升只是短期的，并且是完全值得的，因为它会带来许多益处：减轻体重、优化代谢并且控制尿酸水平。

2021年秋天，潘达博士的一项新研究发现，将饮食时间进一步缩小到8～10小时是预防和控制糖尿病和心脏病等慢性疾病的有效策略。[25]另外，这一策略还有助于改善睡眠和整体生活质量。在就最新发现接受采访时，潘达博士也提出了一个有益的观点：相比于计算食物的能量，限时进食能让你省心不少；它更易于落实，并且能够与身体内部程序同步。[26]

在断食期间，细胞会处于轻度压力之下，这种压力是"良性的"，细胞会因此增强抗压能力来应对这种情况，进而抵御疾病。正如我上面提到的，虽然断食可能会导致尿酸水平暂时升高，但结果是值得的，因为与断食带来的好处相比，尿酸水平的短暂升高根本不值一提。并且，只要你遵循我在第2部分给出的建议，即使你经常进行限时饮食，也不会出现慢性高尿酸血症。当然，每次断食时也不要过于极端。

大多数人超重是由于管不住嘴，摄入了大量的碳水化合物。他们体内的细胞习惯于不停地燃烧葡萄糖，而忽略了脂肪，导致脂肪的囤积。这些人可能也有胰岛素抵抗的问题，前文也提到过，这是由胰岛素长期处于较高水平引起的，胰岛素水平高反过来也会导致脂肪的储存，抑制脂肪的代谢——这意味着脂肪会被一直锁在脂肪细胞中。据统计，美国人的平均可进食时间已超过了12小时。潘达博士曾利用他开发的一款名为"myCircadianClock"（我的生物钟）的手机应用程序进行过一项研究，该研究显示，在使用该应用程序的成年人中，有50%以上的人每天的可进食时间达到15小时及以上。[27]这种连续不间断的暴饮暴食会导致代谢灾难，更是高尿酸血症、体重增加、肥胖、胰岛素抵抗、糖尿病和其他各类慢性疾病的一大风险因素。

限时进食的形式很多。但这里也有一个简单方法，那就是找到你的饮食窗口，在这一窗口期内摄入你一天所需的能量。我建议可以先从 12 小时开始尝试，逐渐缩短至 10 个小时，然后再到 8 个小时，慢慢延长你的断食时长（我会在第 2 部分中给出时间表作为示范）。我们的身体在完成最近一次进食后，通常会需要 12 个小时才能完全进入断食状态，并开始获益。因此，偶尔不吃早餐能够帮我们毫不费力地达成断食状态，因为睡眠本身就占了很长时间，将第一顿饭再稍微推迟几小时就能轻松进入断食状态。一般地，不存在基础病并且没有服用糖尿病药物的健康人，可以连续断食很长一段时间，不用担心会出现低血糖，因为非糖尿病所导致的低血糖极为罕见，通常只有某些药物才会引发。[28]

此外，也完全不用担心断食会让你肌肉流失。研究证明，在断食期间，人体内生长激素会增多，从而有助于保持肌肉。断食期生长激素的释放同样具有进化意义：我们的祖先需要在长期未进食的情况下保持健康的身体状态和正常的精神状态，以免找不到食物从而面临灭绝的危险。与我们传统认知恰好相反的是，我们的新陈代谢在断食期间并不会减慢；随着断食期的延长，代谢反而会加速，变得越来越快。有科学家曾对一组断食长达 72 小时的人展开研究，发现这一过程会激活他们的交感神经系统——让他们进入战斗或逃跑模式，并会促使身体释放一些可促进新陈代谢的生化物质，如肾上腺素和多巴胺。[29]这点从进化的角度同样讲得通：我们希望交感神经系统在白天处于激活状态，以便我们可以找到食物和水，而夜晚吃饭的时候，我们则转而依靠负责休息和消化功能的副交感神经系统。

关于限时饮食，我还想说最后一点：当人体进入长时间的断食状态时，一个我在第一章中曾解释过的过程会被触发，那就是自噬。这是一个极为重要的细胞反应，能够帮助人体进行清洁和排毒。你猜猜是什么触发了自噬？答案是 AMP 活性蛋白激酶，它是一种能够促进脂肪燃烧的抗衰老分子。AMP 活性蛋白激酶被激活后，会告诉细胞通过自噬来去除细胞内的污染物。通过自噬，我们能够增强免疫系统功能，并大幅降低癌症、心脏病、慢性炎症，以及包括抑郁症和痴呆在内的神经系统疾病的患病风险。此外，自噬还能够帮助调节细胞中的能量生成器（线粒体）的各项功能，协助其正常运行。

我们对自噬作用的了解大多来自一些对酵母、小鼠或大鼠的研究。但目前也有一些对人类的初步研究开始向我们展示限时进食在促进自噬作用上的潜在影响：2019 年，阿拉巴马大学伯明翰分校和彭宁顿生物医学研究中心就曾开展了一项有趣的研究，记录了限时进食在改善血糖水平、生物钟标志物水平、衰老问题和细胞自噬能力等方面的积极作用。[30] 一组超重的成年人参与了随机交叉研究，一部分人在早上 8 时到下午 2 时之间进食 1，另一组则作为控制组在早上 8 时到晚上 8 时之间进食。这一试验持续了 4 天。所有受试者都接受了动态血糖监测，研究人员还对受试者进行了抽血检测，以评估受试者的心脏代谢危险因素、激素和全血细胞中的基因表达。

通过对血液中葡萄糖、胰岛素和脂肪等物质的监测，研究人员很容易就发现了限时进食对代谢的积极影响。除此之外，他们也设法记录了限时进食对与昼夜节律和自噬相关的基因表达的影响。与对照组相比，采取了限时饮食计划的受试者的代谢水平有所改善，血糖控制、脂肪代谢以及与生物钟和长寿相关的基因表达都较之前有所进步。研究人员还指出，限时进食可能会促进人体的细胞自噬，从而起到抗衰老的作用。

的确，这个研究只涉及了很少一部分人，样本量很小，且迄今为止大多数有关自噬的研究表明，我们至少需要断食整整 2 天才能真正

1　译者注：限时进食（TRE）包括两种主要类型，即包括早餐的 early-TRE 和包括晚餐的 late-TRE，此处研究中所采用的便是 early-TRE 模式。

意义上的激发自噬。但不可否认的是，这仍是一个值得探讨的话题，我也相信未来的研究能够探索出方法，让我们无须连续几天断食也能激活体内的自噬反应。除了断食，包括锻炼和充足睡眠在内的其他习惯也有助于激发自噬，且它们同样是我所提到的降尿酸计划中的一部分。关于自噬反应很重要的一点是，这一过程并不是一个硬开关，而更像是一个调光开关——它总是在体内存在，但我们希望其水平有所提升。而限时饮食、适当的运动以及充足的睡眠相结合，能够帮助我们实现这一目标。

食物、睡眠、补剂、运动、自然规律、进食时间……这些都是降尿酸计划的核心焦点，而对各项身体指标（尤其是尿酸水平和血糖水平）的监测以及计划开始前一天的断食活动，则是我强烈推荐的一些可供选择的附加手段。虽然整个降尿酸计划的时间只有 3 周，但它将是你迎接全新生活方式的起点。准备好改变吧！

第 2 部分

再见，高尿酸！

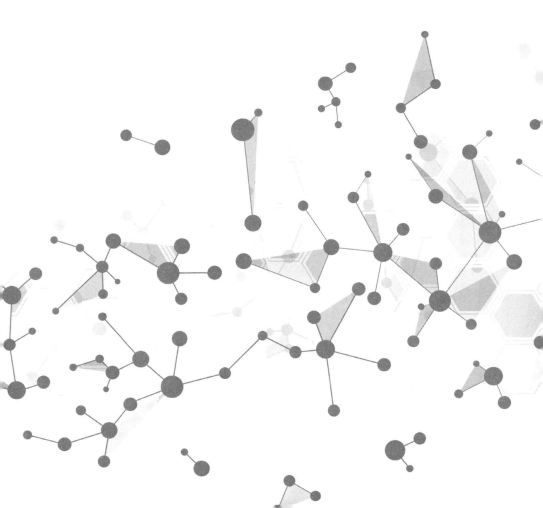

恭喜你完成了上一部分的阅读！我知道，第1部分科学理论知识很多，可能有些难理解。但收获是，你现在已经发现了一个有助于身体健康、身材管理并且能让你更长寿的最前沿的手段——降尿酸。如果你在前文的阅读过程中，还未来得及就一些内容及时做出改变（比如放下手里的汽水），那现在就该开始行动了。本部分将为你规划一个为期3周的计划，帮助你通过降尿酸来恢复新陈代谢；同时帮助你养成一些好习惯，如放松地入睡、定期运动、亲密接触大自然、在最佳时间用餐；并且让你学会如何将这些好习惯变成终生的习惯。

令人震惊的是，目前只有12%的美国人的代谢被认为是正常的。[1] 而剩余88%的美国人均表现出一种或一种以上的代谢功能障碍的症状。根据定义，代谢功能健康是指在不服用任何药物进行干预的情况下，血糖、甘油三酯和高密度脂蛋白胆固醇水平均处于健康范围内，且血压和腰围也正常。这个标准令大多数人望尘莫及。接下来，就让我们看看如何改善这些指标，成为少数健康派。代谢功能紊乱对人体各种类型的细胞都会造成伤害，因为所有细胞的正常运转都需要能量来维持。人体的代谢适应性较差会对人体产生广泛且多样的影响，有些不易察觉，而有些则十分明显。通过监测尿酸来管理身体健康，我们可以更好地让身体的新陈代谢保持在健康的水平，避免一些潜在的生理功能失调，从而规避可能会出现的麻烦和阻止一系列疾病的发展。

我们最终的目标也很明确，那就是让新陈代谢保持旺盛水平，拥有充满活力且精力充沛的身体。我的计划不仅能帮助你控制尿酸水平，还能显著改善你的整体身体机能。坚持我的计划，你能更好地控制血糖水平和胰岛素水平、炎症标志物、血压，甚至血脂等指标。你的脂肪会减少，腰围会变小，各种疾病的患病风险也会降低。你的心理健康也将得到改善：你会变得更加自信，会有更多的动力去轻松应对压力，而且会获得更多的灵感，提升自我价值。总而言之，我的计划会让你的生活变得更美好、更充实。

改变生活习惯，可能在开始时你会感到压力很大，毕竟哪怕即使只是很小的改变，起初也需要时间来适应。你可能会担心自己没法丢掉自己的旧习惯，担心自己挨饿，担心自己会想念钟爱的含糖饮料和甜点，担心自己无法坚持下去。你还会质疑计划的可行性，担心自己现在没有足够的空闲时间和坚定的决心去坚持下来；或者你不相信自己最终能够自发地遵循这些建议。

本部分中的计划将消除你的上述担忧。整个计划简单明了，我设计的同时，兼顾了个人喜好，以帮助大家更好适应。在结束为期 3 周的计划后，你将获得足够的知识储备和动力，它们会支撑你在未来继续控制尿酸水平，保持健康的生活。你越遵循我所给出的指导建议，就能越快地看到成效，以及感受到它为身体带来的积极影响。

你有能力终结可能困扰你多年的新陈代谢紊乱，让你的新陈代谢朝着有利健康的方向发展。记住，你需要激活 AMP 活化蛋白激酶分子，因为它是脂肪燃烧和细胞自噬的开关。而这一切全依赖于对尿酸水平的控制。

在开始本项目之前，我建议你最好先咨询一下医生，尤其是如果你存在健康问题的话。这十分必要。如果你要进行我们前文所说的一日断食的话，更是需要提前咨询医生。在接下来的 21 天中，你将能够实现 3 个重要目标。

- 学会如何定期监测尿酸水平和血糖水平。
- 远离各种触发尿酸水平升高的因素，包括一些饮食因素，以及睡眠不足、缺乏锻炼等不良习惯。
- 建立新的生活节奏，并保持健康的生活习惯。

让我们由易入难。我们先帮助你通过饮食调整和摄入补剂来降低尿酸水平，然后再帮助你养成良好的睡眠和运动习惯，接触大自然，并且进行限时进食。整个计划分为 3 周，每周我都将带着你完成既定的目标。在第 1 周（"启动你的引擎"阶段）的前几天，我会建议你先去医院，做一些检查，对自己的代谢状况有个基本的了解。你还需要开始了解和服用降尿酸补剂，并考虑是否进行动态血糖监测（下文我会告诉你原因），以及是否要进行一日断食。

第 1 周的主题是"通过降尿酸饮食来调整新陈代谢"。在这一周，你将遵循我给出的菜单和饮食建议，并开始监测自己的尿酸水平和血糖水平。你将感受到食物的神奇药用价值。许多食物中所富含的天然化合物使得它们在降低尿酸水平方面有类似药物的奇效。我们要知道的是，血液中的尿酸浓度取决于尿酸的生成量和排泄量。身体生成尿酸的最终环节依赖于黄嘌呤氧化酶的作用。任何能抑制这种酶的物质都会减少尿酸的生成。这就是包括别嘌醇在内的一些降尿酸药物的工作原理。而有些食物中则具有黄嘌呤氧化酶的天然抑制剂。我前文提到过，这种抑制剂通常是在那些含有类黄酮的食物中，一般是水果和蔬菜中。类黄酮是科学家们在植物中发现的一类天然的植物营养素，具有强大的抗氧化和抗炎特性。这一被植物用于自我保护的物质，也被人类广泛应用于医学领域。

第 2 周的主题是"睡眠、运动、大自然和饮食窗口"。在这周，我会引导你开始规律性地锻炼，并且教你如何逐日增加运动量。我还会给你一些建议，帮助你改善睡眠时间问题，调整进食时间，并且学会利用大自然的力量。

第 3 周的主题是"学会降尿酸，拥抱高质量生活"。这一周的重点是融合，你将在这周尝试将降尿酸计划的所有元素融合到一起，并且通过本书给出的策略将这些习惯坚持下去。本部分所讲的并不仅仅是一个为期 3 周的计划，它更是一种理想生活模式，而前 3 周的计划则是你未来遵循这个新模式的磨合过渡阶段。

　　不要担心自己坚持不下来，如果你觉得自己需要更多的时间来适应，你可以随时延长这一计划。你可以拿出 2 周时间来调整饮食部分，等这一部分逐渐适应之后再在此基础上开始培养锻炼习惯和改善睡眠习惯。按你自己的节奏来。把这 3 周当作你的起点。相信我，你所投入的时间和精力都是值得的。你会彻底摆脱过去那些导致你代谢紊乱的不良习惯。准备迎接美好的降尿酸生活模式吧！

第七章

掀开降尿酸计划的序幕

启动你的引擎

保持身体健康是一种责任……否则，
我们将无法保持头脑的强大和清晰。
——释迦牟尼

梅丽莎是一个事业心强的企业家，同时也是 2 个孩子的母亲。她在 40 岁时发现自己的思维和记忆出现了一些令人担忧的问题，并开始寻求治疗。作为一个注重健康的女性，梅丽莎认为自己平时吃得很好，她还热衷于举重和每周做几次有氧运动，她无法理解自己为什么还总是萎靡不振，而且还会出现"脑雾"，导致她非常健忘，哪怕是最近的聊天，她也完全没有印象；她甚至不得不每天设置闹钟，只为记住什么时候去学校接孩子。晚上 6 时，梅丽莎就开始觉得身心俱疲，想立刻上床睡觉。然而，她不得不应对充满了焦虑的夜晚生活，因为她要照顾一个经常发脾气的儿子。尽管她认真地注意并调整了饮食，但她发现自己越来越无法抑制对糖的渴望。她开始暴饮暴食，尤其是在晚上。为此，她提高了日常锻炼的强度，尝试改善睡眠，甚至去求助理疗师。

然而，她的这些尝试没有起到任何作用，直到她看了我的书，并学会了如何通过饮食来促进大脑健康。她开始不吃小麦、麸质和糖，尤其开始注意饮食中常见的但是她从前并未意识到的果糖。她很快就感受到了这一饮食的调整对身体机能的改善，其身体和大脑状况都有了显著改观。她还减少了对肉类的摄入。

梅丽莎在我的网站中勇敢地分享了自己的故事。她说道："我感觉自己状态好极了，我现在头脑清醒了。而且情况愈来愈好。我终于又重新知道头脑清醒是什么感觉！我开始能记住我把东西放在哪里了，或者最近一次的对话内容。脑雾完全消失了。我的食欲也得到了很好的控制。我吃得少了，我没有再暴饮暴食，且晚间也不会感觉压力过大。我现在能够像正常人一样吃饭了。"

我喜欢在我的网站中展示一些成功转变的真实故事。现在，梅丽莎每天早上醒来都感到精力充沛，对自己充满信心，对此，她十分满意。她终于达到了苦苦寻觅的一种平衡状态。梅丽莎通过降尿酸计划重塑了饮食模式。后来，她的新饮食模式普及至家人，孩子们发脾气和其他不良行为少了很多。

类似的读者分享也是我继续写作和教学，并且决定设计出有效实用的方案来帮助大家的动力，我想要帮助更多像梅丽莎这样的人，以及其家人。毕竟，这绝不仅仅是一个人的事。当家庭中的某个成员改变生活方式时，改变通常也会影响到其他人。当你继续往下读并执行我的计划时，想想这一点。我相信，无论你和你所爱的人目前正处于何种困扰，你们都会最终找到解决方法和新的生活方式。如果你认为你和你的家人都很健康，那就准备好进入变得更健康的快速轨道吧。没有最健康，只有更健康。

身体指标检测

如果条件允许的话，在开始计划前，最好能够先去检测一下我提到的下列身体指标（见表 7-1）。表 7-1 中也给出了具体的理想水平。表 7-1 中所列的检测项目通常是体检或为去针对某些疾病检查所涵盖的。

表 7-1　检测项目及其对应的理想水平

检测项目	理想水平
空腹血糖	< 95 mg/dL（5.28 mmol/L）
空腹胰岛素	< 8 μIU/mL（57.4 pmol/L） 理想状态是 < 3 μIU/mL（21.525 pmol/L）
糖化血红蛋白	4.8% ~ 5.4%
C 反应蛋白	0.00 ~ 3.0mg/L（3 000 μg/L） 理想状态是低于 1.0mg/L（1 000 μg/L）
尿酸	≤ 5.5 mg/dL（327.25 μmol/L）

　　这其中的一些指标可能需要几个月才能显著改善，尤其是糖化血红蛋白——它表示的是测量前大约 3 个月的平均水平。但你应该会在开始计划后的 3 周内就看到尿酸水平、血糖水平和胰岛素水平的积极变化，这也将激励你继续坚持下去。男性的尿酸水平通常比女性高，主要有以下 2 个原因：其一，他们一般吃的肉更多；其二，雌激素有助于降低绝经前女性的尿酸水平（绝经后，尿酸水平会上升）。大多数检测机构只有在尿酸浓度达到 7.5 mg/dL（446.25 μmol/L）时才会向人发出警报，但这个警报只是提示痛风和肾脏问题的发病风险。我们能做的远不止于此。尿酸绝非仅与痛风和肾脏疾病相关。

　　你应该也猜到了，这里我建议你做的 2 项检测就是尿酸检测和血糖检测。当然了，如果你不想，你也可以不做检测，直接开始执行计划，或者先等一等，找到自己的节奏。如果你从未做过上述检测（或者不知道自己是否做过），也没关系。我知道我面对的是各类人群，其中有一些可能是所谓的"生物黑客"——极其重视自己的健康，使用所有最新的技术认真检测自己的身体指标，也包括一些不依赖血液检测的方式，而是会观察其他变化的人，如感觉和外表、睡眠质量、能量水平等（这样也是可以的）。没人比你更懂你自己，需要什么就去做什么吧。你完全可以先开始生活方式的改变，稍后再尝试进行相关检测。

对于那些想在计划开始时就进行检测的人，建议你最初每周至少检测 1 次尿酸水平，之后再逐渐过渡到每 2 周检测 1 次。我推荐 UASure 的尿酸测试仪，你可以在网上买到它；它可以随时检测你血液中的尿酸水平，且过程简单、使用方便，只需刺一下手指来采血，这个过程是没有痛感的。这套设备的价格约为 70 美元，很值得入手。就像我之前提到的，把尿酸检测作为早上要在吃饭或锻炼之前先做的第一件事，并养成检测尿酸水平的习惯。请选择好要检测的日子，提前在日历上做好标记提醒自己。

至于血糖的话，建议每周至少检测 1 次，同样也是放在早上吃饭或者运动前做即可（注意也要在日历上标记好，尿酸检测和血糖检测可以同时进行）。药店可能会销售好几种不同品牌的血糖监测仪。如果你想要通过动态血糖监测仪来获取更为精确的数据，请不要犹豫，我在第六章中已经解释过动态血糖监测技术的优点。动态血糖监测仪是一种有用的工具，可以自动监测你全天的血糖水平，这可以帮助你总结出自己的血糖变化的规律。当然了，你也可以先使用传统的血糖监测仪，然后再尝试动态血糖监测技术。还是那句话，跟随你的心就好。

我们在吃了富含果糖、酒精或嘌呤的食物后，尿酸水平会上升。断食和生酮饮食也会导致尿酸水平上升。剧烈的运动，如铁人三项、马拉松或高强度间歇训练，如果导致肌肉受伤，也会暂时地提高尿酸水平。但是，从长远来看，有规律的运动会降低尿酸水平。运动的好处远远超过尿酸水平短暂升高的风险。尿酸水平也可能会随着热应激而短暂升高，所以如果你使用了桑拿房或蒸汽房，那你可能会发现尿酸水平的一个短暂起伏。当你记录你的尿酸水平时，要注意你周围环境有何变化，以便于在记录你的身体反应的同时理解身体反应与外界因素之间的关联。

学会利用补剂降尿酸

你将开始每天服用专门用于降尿酸的营养补剂。我在表 7-2 中列出的补剂并不是唯一选择，这里我只关注其中最有效果的"超级明星"——那些在科学文献中被证明有降尿酸能力的补剂。（相关的科学原理，请参阅第六章。）

在美国，我提到的这些补剂都可以在食品店、大多数药店和超市，以及网上商店买到。你也可以登录我的网站了解更多关于补剂的信息。最好每日在固定时间服用补剂，这样可以避免遗忘；对大多数人来说，最好的时段是早上。

表 7-2　降尿酸补剂及每日正常剂量

降尿酸补剂	每日正常剂量
槲皮素	500 mg
木犀草素	100 mg
DHA	1 000 mg
维生素 C	500 mg
小球藻（普通小球藻）	1 200 mg

可选择服用的额外补剂：益生菌

正如我在第 1 部分中所解释的，肠道微生物群的健康影响着新陈代谢的正常运转，尿酸水平长期偏高的人往往体内的微生物群也不健康。你可以吃富含益生菌的发酵食品，如泡菜和酸奶，以及多吃一些富含益生元的食物来滋养肠道微生物群，以维护其健康。益生元就像微生物的肥料，能帮助微生物生长和繁殖。许多常见的食物中都有益生元，如大蒜、洋葱、韭菜和芦笋（许多益生元食物会抑制制造尿酸所需的酶，所以对你而言是双重利好）。你也可以通过不吃转基因食物和尽可能多吃有机食品来维持你肠道细菌的健康。在动物研究中，科学家们已经发现转基因作物上使用的除草剂会对微生物群产生负面影响。

我在《菌群大脑》一书中用大量篇幅介绍了微生物群，并提出了补充微生物群的建议。因为益生菌可以减轻炎症，改善糖和尿酸的代谢，所以它可以成为你补剂方案中一个有益补充。我强烈推荐它们，但由于我发现许多人不喜欢每天服用超过 5 种补剂，所以这里我将它作为了替补。目前，也有研究正在探究补充益生菌与降低尿酸之间的具体联系，尤其是正在试图找出最擅长降尿酸的那些菌株。益生菌与尿酸水平之间的联系可能没有清单上的其他补剂那么直接。尽管如此，益生菌对于维持健康的消化水平、代谢水平、炎症水平，进而促进尿酸水平保持在健康范围内仍然有着许多好处，因此，如果可以的话，我还是建议将益生菌添加到你的补剂方案中。

如果你想要买到最优质的益生菌，可以去一些比较有名的天然补剂专营店，让销售人员给你一些具体建议。由于益生菌的生产不受美国食品和药物监督管理局的监管，所以购买的时候要注意，小心买到那些实际成分与产品说明书所列不符的品牌。不同品牌之间的价格也有很大差异。由于许多益生菌菌株的产品不是用其成分的名字命名的，所以你可以请教商店的销售人员。大多数产品都含有几种菌株，我鼓励我的患者去购买那些至少含有 12 种不同菌株的高效广谱益生菌配方的补剂。具体来说，就是要购买含有乳杆菌属、双歧杆菌属和芽孢杆菌属中的菌株的补剂。有大量的研究和数据都证明了这些菌株的益处。此外，要确保你购买的益生菌标签上注明了其具有低致敏性以及是非转基因产品。最后，要注意益生菌补剂应该在饭前空腹时服用。

选择性断食

理想状态下，你应该先断食一天，然后正式开始第 1 周的计划。断食是一种很好的促进代谢转变的方式，能为你后续计划奠定基础。对许多人而言，在周日断食，并在周一开始降尿酸计划是最好的选择。或者你也可以在周六断食，然后在周日早上开始这个降尿酸计划。

断食的要求很简单：24 小时内不吃任何东西，不摄入咖啡因，且大量饮水。如果你正在服用药物，务必继续服用（但如果你服用的是治疗糖尿病的药物，请在决定断食前先咨询医生）。如果断食的想法令你生畏，那么请先花几天时间戒掉下文黑名单上的食物（见第150 ~ 152 页）。你的身体对糖和碳水化合物这类会提高尿酸水平的物质越上瘾，断食就会越困难。当你已经完全习惯了降尿酸饮食，并想要通过断食更上一层楼时，你可以尝试 72 小时的断食，但一定要提前咨询医生，特别是如果你有健康问题的话。我建议每年至少断食4 次，每次至少 24 小时，可以选择在季节交接期间（例如，9 月、12 月、3 月和 6 月的最后一周）。在断食期间，你可以不检测尿酸水平，直到断食结束 24 小时后再检测。或者，如果你想搞清楚断食对尿酸水平有什么影响，你可以在断食前、中、后 3 个阶段分别测量 1 次尿酸。

选择性生酮饮食

如果你想通过修改降尿酸饮食方案，达到生酮饮食的目标的话，可以访问我的网站，在那里，我详细阐释了应该如何修改。本书中没有相关内容，因为大多数人不会选择生酮饮食，他们只需执行降尿酸饮食就已足够。尽管如此，我还是为不熟悉生酮饮食的读者简单介绍一下吧。

生酮饮食是当今最受关注的饮食法之一。作为一名临床医生，我经常给患者推荐这种生酮饮食方式。它既可用作针对各种疾病的患者的处方干预措施，也是针对希望优化新陈代谢、减轻体重、改善认知健康和尿酸水平的人的一般性建议。

你可能听过名人、运动员和周围的人对这种生酮饮食的好处赞不绝口。研究也确实证明了这一日益火爆的饮食法的益处：生酮饮食已被证明可以降低患心脏病的风险，改善 1 型糖尿病和 2 型糖尿病患者的胰岛素敏感性，并且还能控制血糖，帮助肥胖人群降低 BMI，甚至改善或控制如帕金森病和癫痫在内的衰弱性神经退行性疾病的症状。甚至有证据表明，生酮饮食可以在癌症治疗方面发挥作用。如果执行得当，生酮饮食可以成为对抗各种慢性疾病的强有力工具。在治疗和控制痛风方面，也有证据表明生酮饮食可缓解痛风性关节炎的症状。但生酮饮食在控制尿酸水平方面最大的好处基于它的减肥作用。减肥是降低尿酸水平和防止痛风发作的最有效方法，我在书中也提到过许多次，所以这里就不再过多赘述。对许多人来说，生酮饮食既是减肥法宝，也是降尿酸法宝。虽然生酮饮食听起来很新鲜，但它其实与我们的祖先在农耕时代之前的饮食方式相似。农耕时代之后，小麦和玉米等粮食作物开始出现，由于这些作物富含碳水化合物（特别是加工过后的），所以我们的碳水化合物摄入量才逐渐增加了。我们的祖先吃的野生动植物种类繁多，碳水化合物的摄入量也比我们少。这迫使我们祖先的身体进入酮症状态。在这种状态下，身体会燃烧脂肪或酮体来供能，而不是燃烧碳水化合物——这种供能模式也正是我们生酮饮食的主要目标。

想要进入酮症状态，人们就必须摄入足够多的健康脂肪，且碳水化合物的摄入量要极少。人体对于脂肪、蛋白质和碳水化合物的最佳需求比例各不相同。有些人需要大约80%的能量来自健康脂肪，20%来自碳水化合物和蛋白质。另一些人可能更适合多摄入一些蛋白质，60%～75%的能量来自脂肪。所以，我建议你多尝试，找到最适合你的方法。需要注意的是，由于生酮饮食倾向于摄入肉类蛋白质，所以会增加你的嘌呤储备，加剧尿酸的生成。但如果食物选择得当的话，你可以两者兼得。通过执行多叶高纤蔬菜为主、低嘌呤肉为辅的饮食方法（下文会详细讲解），你将能够做到这点。另外，即使你是一个严格的素食主义者，你也可以执行生酮饮食。

如果你想了解更多关于生酮饮食的详细说明，请访问我的网站，里面有大量关于生酮饮食的信息和指南，能够帮助你了解这种令人难以置信的强大饮食方式。为了在执行降尿酸饮食时促进酮体的生成，你必须做出明智的选择，比如可以舍弃一些对降尿酸饮食友好的碳水化合物，如水果和野米。

虽然大量的酮体意味着高尿酸水平，但研究表明，一旦重新开始摄入碳水化合物和蛋白质，尿酸水平的暂时性升高很快就会得到改善。生酮饮食期间酮体水平短期升高时，酮体的排泄会与尿酸的排泄相冲突，这会导致在此期间尿酸的排泄量减少，血液中尿酸的水平因而升高。但是好消息是，一旦体重减轻，尿酸水平就会掉回饮食计划开始前的水平，甚至比之前还要更低。也就是说，通过生酮饮食实现的体重减轻能够同时降低基线尿酸水平。

2020年一项研究设计让一组女性维持3个月的极低碳水化合物摄入量的生酮饮食，研究人员发现她们的平均体重下降了近20%，且脂肪量也显著减少。[1]单纯这一结果本身便有助于降低尿酸水平，而研究结果也确实显示，该组受试者的尿酸水平在执行生酮饮食法后有明显降低。

总而言之，我想说的是生酮饮食的确会在短期内帮助你实现降低尿酸水平的目标，但是与此同时也要注意在酮症期间你的尿酸水平可能会升高，尤其是对于那些喜欢做事做到极致、执行严格生酮饮食法的人。单纯只是规律性轻度生酮饮食的话，所引起的尿酸水平升高并不会有任何显著或实际的影响。此外，在我看来，执行低能量的生酮饮食法，严格限制碳水化合物的摄入，是一个不错的减肥方法。虽然需要暂时忍受短暂性的尿酸水平升高，但最终的效果是值得的。不过，有痛风或肾结石病史的人，请允许我再多说一句：如果你有这类疾病，那么，一定要在断食或者执行生酮饮食法期间严格监测自己的尿酸水平。

第八章

第 1 周：以食降尿酸

通过降尿酸饮食来调整新陈代谢

在未来，医生将不会开药，而是会指导患者注意身体、注意饮食，并引导人们关注病因以更好地预防疾病。

——托马斯·爱迪生

目前，全球有近**20%**的死亡案例都是由不良饮食导致的。[1]正如前文所说，不良饮食会导致尿酸在体内过度积聚，从而对身体造成严重破坏。地球上每年有 1 100 万人就是因为饮食不够健康，无法有效预防疾病，进而不幸离世。这比吸烟、高血压或任何其他健康风险导致的死亡人数都要多。更重要的是，我们过去几十年一直在推广的饮食指南并没有起到任何效果。

当今全球 10 大死亡原因中有 9 个都可以归因于不良饮食的下游效应，可以说饮食已经成为慢性疾病的一个主要影响因素。从抑郁到痴呆，甚至癌症，几乎我们能想象到的所有疾病背后都或多或少有饮食的影响。然而，我们很少考虑到我们的饮食与患各类疾病的风险之间的联系。我们知道吸烟会导致肺癌，但是，并不清楚为何吃太多甜甜圈或芝士汉堡加汽水会增加我们患阿尔茨海默病、心脏病和癌症的概率。饮食与疾病之间的联系仍然比较模糊。

抛开提供营养不谈，食物仍然十分重要。我们吃下去的食物会向我们的生命密码（也就是 DNA）发送信号。身体所摄入的任何食物都有可能改变基因的表达和行为。先不论这种改变是好是坏，首先这意味着，你有改变你的 DNA 活动的能力。这种改变是由外在影响所引起的，我们将这称为表观遗传。事实证明，与长寿相关的基因有90% 以上都受我们生活方式的显著影响，包括我们吃什么食物和喝什么饮料。我经常会举这样一个例子：富含精制碳水化合物的饮食会降低具有保护大脑作用的脑源性神经营养因子相关基因的活性。脑源性神经营养因子是大脑中支持神经元生存和生长的必需蛋白质，当我们摄入健康的脂肪和蛋白质时，与这种营养因子相关的基因活性会增加，生成更多的脑源性神经营养因子。[2]而更多的脑源性神经营养因子意味着更多健康的脑细胞。这样说，想必你已经清楚该如何选择了。

其实，人类的 DNA 更适应我们祖先的那种饮食方法的观点是有一定道理的。毕竟人类在地球上存活的历史中，有近 99% 的时间都在执行精制碳水含量很低的饮食法——健康脂肪和膳食纤维的含量则比我们如今的饮食含量高，通过饮食摄入的营养成分比我们如今的饮食丰富。那时没有加工食品和快餐，我们只能吃在自然界中能找到的食物。现代的西方饮食方式其实对我们人类 DNA 中有关健康和长寿的基因的表达十分不利。这种饮食与基因不相匹配的现状给我们造成持续性的负面影响。

你可以戒烟以规避吸烟的危害，但你无法不吃东西以躲避饮食的危害。而且，不幸的是，我们的食物环境也不太可能在短期内得到大幅改善。大多数医生甚至认为严重的代谢问题和体重问题是无法根本治愈的，因此，在与患者交谈时都会回避这一话题。

医学院几乎不开设营养学相关课程。即便是我那一代医学生也一直在期待医学院能开设营养学课程，但是并没有如愿。在认识到健康和营养之间的重要联系后，我成了美国营养学院的研究员，并且现在也成了其科学顾问委员会的一员。我们必须自力更生。这是一场只有我们消费者才能解决的公共健康危机。而现在我们已经有了帮助我们实现完美健康的新途径：降尿酸。如果尿酸水平升高预示着生物学危害和大多数慢性疾病，那么我们不得不开始重视这种重要的代谢物了。你可以将高尿酸水平想象成在你穿越一个危险的十字路口之前，提前看到的象征"停止"的交通信号。降尿酸将成为我们人类健康领域的新风向标。最后，欢迎你进入降尿酸计划，首先，让我们关注该计划首要且最重要的部分——饮食部分。[3]

降尿酸饮食方案

先让我们来看看降尿酸饮食的十大法则。

- 不要吃转基因食品及含麸质的食物。
- 正餐时多吃有降尿酸功效的水果和蔬菜。
- 尽量不摄入精制谷物、添加糖或人工甜味剂。
- 不吃动物内脏。
- 少吃嘌呤含量高的肉类和鱼类，尤其是沙丁鱼和凤尾鱼。
- 吃坚果类食物。
- 吃有机鸡蛋。
- 尽量不吃乳制品，吃的话要严格限制食用量。
- 多食用特级初榨橄榄油。
- 加餐时选择可降尿酸的食物（例如樱桃、西蓝花芽、咖啡）。

为什么要选择无麸质食品？你可以在我的《谷物大脑》一书中了解到有关麸质的全部知识，而避开含麸质食品的主要原因是麸质会加剧人体内的炎症。许多甜的、会导致尿酸水平升高的高碳水化合物类食物中都含有麸质，它们都是我们应该尽量避免食用的。不吃麸质食品后，你更容易搞清楚究竟吃什么能够保持健康的新陈代谢。

在本章的最后，你会发现一个为期1周的饮食计划示范，帮助你了解如何将上述饮食法则付诸实践。现在先让我们来看看降尿酸饮食的食物挑选建议。我将食物分为3类，分别是"不可吃""可以吃""限量吃"。

不可吃

首先，将下文所列的食物从你的饮食中移除。

各类麸质食品，包括全谷物面包或全麦面包、面条、意大利面、烘焙食品和麦片等（可浏览我的网站或者阅读《谷物大脑》了解详细清单以及关于要去除麸质的所有原因）。

各类精加工碳水化合物类食品、糖和淀粉类食品，如薯片、饼干、松饼、比萨、蛋糕、甜甜圈、糖果、能量棒、冰激凌、冷冻酸奶、果酱、果冻、蜜饯、番茄酱、腌料、沙拉酱和意大利面酱料、加工过的奶酪酱、果汁、干果、运动饮料、汽水、油炸食品、龙舌兰、糖（白糖和红糖）、玉米糖浆和枫糖浆。有关蜂蜜的说明请看下文。

所有人造甜味剂和人造甜味剂制品，包括以"天然"名义销售的各类代糖：安赛蜜、阿斯巴甜、糖精、三氯蔗糖和纽甜。同时也要避免各种被宣传为普通糖和人造糖的健康替代品的糖醇。除了我在前文提到过的可提高尿酸水平的木糖醇之外，还要注意如山梨醇、甘露醇、麦芽糖醇、赤藓糖醇和异麦芽糖醇在内的其他糖醇。同样，下文我也给出了有关人工甜味剂的说明供你参考。不过也无须惊慌：我对市场上一种你可能从未听说过的新型甜味剂有着积极的看法，那就是阿洛酮糖：当你需要一点儿甜味的时候，它将是一个明智的选择。

糖的那些狡猾伪装

以下是食品标签中常见的糖的伪装。

龙舌兰糖浆、红糖、无水葡萄糖、奶油糖 / 奶油奶酪、大麦芽、甘蔗汁——甘蔗汁结晶、甜菜糖、桦树糖浆、焦糖、赤糖糊、角豆树糖浆、糙米糖浆、椰棕糖、椰糖、黄金糖 / 黄金糖浆、糖霜、浓缩葡萄汁、右旋糖、玉米甜味剂、果葡糖浆、玉米糖浆、固态玉米甜味剂、糖粉、结晶葡萄糖、转化糖、结晶果糖、乳糖、枣糖、液体果糖、德麦拉拉蔗糖、麦芽糖浆、糊精、麦芽糊精、葡聚糖、麦芽糖、糖化麦芽、枫糖浆、乙基麦芽酚、黑蔗糖浆、浓缩甘蔗汁、黑砂糖、浓缩玉米甜味剂、花蜜[1]、佛罗里达水晶糖、棕榈糖、果糖、红砂糖、原糖、浓缩果汁、精制糖浆、半乳糖、核糖、葡糖麦芽糖、大米糖浆、葡萄糖、蔗糖、

1　此处所说的花蜜包括所有的水果花蜜，如桃花蜜、梨花蜜和椰子花蜜。

其中最常用的 5 种甜味剂是玉米糖浆、高粱糖浆、蔗糖、果葡糖浆和浓缩果汁。

人造黄油、植物起酥油和任何品牌的植物油，包括大豆油、玉米油、棉籽油、菜籽油、花生油、红花籽油、葡萄籽油、葵花子油、米糠油和小麦胚芽油，即使是有机的也不可以。人们通常认为植物油是从蔬菜中提取的，但事实并非如此。植物油这个词具有极强的误导性，过去食品制造商需要将这些脂肪与动物性脂肪区分开，因此才会这样取名。这种油通常来自谷物、种子和大豆，并且经过了高度精炼。如今大多数美国人摄入的脂肪都来自这些油，而这些油极易引发炎症。因此，不要食用它们。

加工肉类，包括培根、香肠、萨拉米肠、意大利腊肠、烟熏火腿、熏肉、肉罐头、肉干、咸牛肉和冷切肉等。大多数加工过的肉类含有大量嘌呤和添加剂，会导致炎症。

动物内脏，包括肝、心、肾、肚、肠等。大多数动物内脏来自牛、猪、羊、鸡和鸭。动物的肚也就是动物的胃，我们平时吃的大多是牛肚。西餐中有道菜名为"sweetbread"，直译为甜面包，但它既不甜也不是面包，而用胸腺和胰脏制成。动物内脏的确营养丰富，但它们同样嘌呤含量高，能升高尿酸水平。

未经发酵的豆制品（如豆腐和豆浆）和大豆制成的加工食品。可以选择那些配料表中写着"大豆分离蛋白"的食品，避免食用大豆奶酪、大豆汉堡、大豆热狗、大豆鸡块、大豆冰激凌和大豆酸奶等。注意，发酵的豆制品，比如纳豆、味噌和豆豉，如果是有机且非转基因的话，是可以接受的；它们为素食者提供了蛋白质来源，适合植物基饮食。

可以吃

以下食物可以放开来吃。尽可能选择有机且非转基因的本地天然食品；当然了，速冻的也是可以的。

含健康脂肪的食物，特级初榨橄榄油、芝麻油、椰子油或中链甘油三酯油、牛油果油、草饲牛油和有机或牧场黄油、酥油、椰子、橄榄、奶酪、松软干酪、坚果和坚果黄油、全蛋（详情见下文），以及各类植物种子（如亚麻籽、葵花子、南瓜子、芝麻和奇亚籽）。

香料、调味料和调味品。只要你看了标签确定安全后，就可以自由享用。虽然要与番茄酱和酸辣酱说再见，但是你仍然可以享受芥末、山葵、橄榄酱和莎莎酱，只要确保它们不含麸质、小麦、大豆和糖即可。在香料和调味料的选择上几乎没有任何限制，但我们还是要注意一些包装销售的香料、调味料和调味品，这些产品的加工工厂有可能也加工小麦和大豆类产品，因此在选择时，要多加注意。发酵的调味品，如乳酸发酵蛋黄酱、红茶菌芥末、酸奶油、发酵辣酱和发酵莎莎酱，都富含益生菌，可以选择。泡菜，即发酵后的蔬菜（通常是白菜），也是一个很好的选择。

水果，包括牛油果、樱桃、石榴、柠檬和酸橙。注意，高糖水果，如苹果、香蕉、桃子、李子、杏、甜瓜、杧果、木瓜、菠萝、葡萄、猕猴桃和橙子等，也是可以吃的，但是应优先考虑低糖水果。几乎所有的水果，在完整食用时，都会降低代谢综合征和尿酸水平升高的风险（详情见下文）。各类果干、果脯是要避开的，因为它们含有浓缩果糖，可能会导致尿酸水平升高。

蔬菜，包括生菜、羽衣甘蓝、菠菜、西蓝花（和西蓝花芽——详情见下文）、甜菜、卷心菜、洋葱、蘑菇、花椰菜、球芽甘蓝、洋蓟、紫花苜蓿芽、四季豆、芹菜、小白菜、萝卜、西洋菜、水萝卜、白萝卜、芦笋、韭菜、茴香、豆薯、欧芹、荸荠、根芹、苤蓝。

含植物性蛋白质的食物，包括煮熟的豆类，如黑豆、芸豆、斑豆、蚕豆、海军豆、扁豆、豌豆和鹰嘴豆，以及发酵的非转基因大豆产品，如豆豉和味噌。

限量吃

各类动物蛋白来源可以适量食用。当然，不食用也可以。

少吃高嘌呤的海鲜，如沙丁鱼和凤尾鱼，每周最多只能吃 1 次，大多数人不会一次食用大量凤尾鱼。要注意凤尾鱼酱和凯撒沙拉酱的摄入量。

大多数含淀粉（或含糖）的蔬菜和根茎类蔬菜，包括豌豆、胡萝卜、欧洲防风、红薯和山药等，都可以适量食用（每周吃 2 ~ 3 次）。

包括三文鱼、鳕鱼、比目鱼、鲯鳅、石斑鱼和鳟鱼在内的野生鱼类，包括虾、蟹、龙虾、贻贝、蛤蜊和牡蛎在内的甲壳类动物和软体动物，包括牛肉、羊肉、猪肉、鸡肉、鸭肉在内的草饲畜肉和散养禽肉，每周食用次数应当限制在 2 ~ 3 次，且每次应不超过 112 ~ 168 g。

想要增加一点儿甜味的话，你可以选择黑巧克力（可可脂含量至少 70% 以上）、阿洛酮糖、天然甜叶菊糖、蜂蜜或者罗汉果糖（详情见下面的说明）。

有关降尿酸饮食的一些补充说明

有关代糖、阿洛酮糖、蜂蜜和其他甜味剂的一点说明

因为糖精、三氯蔗糖和阿斯巴甜等代糖不会提高胰岛素水平，所以我们过去一直认为它们不会对代谢产生负面影响，但事实证明，它们带给身体的伤害一点儿都不亚于摄入传统意义上的糖，同样会造成

严重的代谢紊乱。原因在于，这些代糖会改变人体的微生物群，从而导致菌群失调、血糖失衡以及整体的代谢紊乱。

2014年《自然》期刊发表了一项具有里程碑意义的研究报告，揭示了代糖与菌群失调之间的关联，随后的研究也都证实了这种关联。[4]饮用添加了代糖的所谓"无糖"饮料会导致人体内的菌群失衡，从而增加糖尿病的患病风险：一些研究发现，每天喝2杯无糖饮料会导致糖尿病的患病风险增加1倍。这意味着代谢紊乱的风险，以及患各类退行性疾病，如阿尔茨海默病的风险。2017年，医学月刊《卒中》发表的一篇论文引起轰动——该论文指出饮用含代糖的饮料会增加患脑卒中、阿尔茨海默病和其他类型的痴呆的风险。[5]该研究还发现，每天喝1杯或1杯以上含代糖的饮料的受试者患脑卒中的风险几乎增加了3倍，且阿尔茨海默病的发病风险也增加了3倍。

想要控制尿酸水平，请记住这句话：避开所有会干扰身体代谢和过滤毒素能力的食物，包括代糖，这点十分重要。另外，还需要注意，一些代糖，尤其是木糖醇，会促进体内嘌呤的分解，从而直接导致尿酸水平升高，所以也应尽量少吃。许多食品和个人护理产品，甚至一些标有"天然甜味剂"的食品中都会添加木糖醇，因此在选择时，最好仔细阅读食品包装上的成分列表以确定该食品是否含有这种成分。无糖口香糖、牙膏和漱口水中的木糖醇含量很少，但它会藏在烘焙食品、花生酱、饮料粉、糖果、布丁，以及番茄酱和烧烤酱等调味品、市售薄饼糖浆中。一些需要含服的药物和维生素也可能含木糖醇，但是一般含量很小，所以无须太过担心，正常服用就好。这里更需要你关注并且注意的是常见食品中含有的木糖醇。

前文中，我提到我对某种新型甜味剂持积极的态度，这种会增加甜味的代糖就是阿洛酮糖。它类似于果糖（有些人也将其称之为假果糖），但对血糖水平或胰岛素水平几乎没有任何影响。人体吸收这种糖之后，并不会将其代谢成葡萄糖，因此它几乎不含能量。新的研究表明，阿洛酮糖可调节人体血糖水平，并可能改善胰岛素敏感性。[6]此外，我们都知道，脂肪细胞是可引发代谢综合征的炎症细胞因子的源头，炎症则有可能导致尿酸水平升高，而目前已有研究表明，阿洛酮糖可能会增强脂肪细胞的抗炎能力。一些食物中天然含有阿洛酮糖，如无花果和葡萄干，此外，你也可以在网上商店买到液态或者颗粒形态的阿洛酮糖。

至于蜂蜜，我之前也写过与之相关的文章，并且曾建议人们无论如何都应当避免食用蜂蜜。我之所以这样说是因为蜂蜜的含糖量是极高的。大多数蜂蜜的实际果糖含量可以达到40%左右，当然了，由于蜂蜜的收获和加工的方式以及地点的不同，该数值可能为21% ~ 43%不等。但是，随着我对来自大自然的甜美花蜜的研究愈发深入，我发现蜂蜜似乎并没有我原先所想的那么糟糕。日常饮食中也许可以为它保留一席之地。是的，我对蜂蜜的态度的确发生了变化，科学研究本身就存在变化性和曲折性，而我前后的转变也恰好印证了这一点。[7]

蜂蜜中大约85%的固态物质是葡萄糖和果糖。除此之外，蜂蜜中还含有其他多种类型的糖，包括锌、铜、铁、锰、铬、硒、镁、钙和钾在内的多种微量元素和矿物质，以及包括维生素 B_1、维生素 B_2、维生素 B_3、维生素 B_5、维生素 B_6、维生素 A、维生素 E 和维生素 C 在内的多种维生素。蜂蜜中也含有槲皮素及木犀草素——我们在前文说过，这两种物质能够显著降低尿酸水平。因此，说句公道话，蜂蜜不仅仅是由糖制成的甜味剂。蜂蜜的成分会因土壤、气候条件和环境等因素的差异而有所不同，这些因素还包括用于制造蜂蜜的花蜜的品种（你可能会想到）。但遗憾的是，目前针对蜂蜜的生产和质量检验方法的标准还有待进一步完善。

本书的目标之一是帮助你控制血糖水平。许多数据证明，蜂蜜能够帮助你实现这一目标。蜂蜜似乎并不会对葡萄糖代谢构成威胁。一些人体试验还表明，食用蜂蜜与改善胰岛素反应和降低血糖水平有关。一些研究人员甚至将蜂蜜描述为"新型抗糖尿病补剂"，因为它对肝脏和胰腺都有积极作用，可以改善人体的血糖调控。与此同时，蜂蜜对改变肠道微生物群也有好处。[8]这些都不是高果糖食品能做到的。其实，蜂蜜更像水果，由于成分复杂，蜂蜜并不会升高尿酸水平。蜂蜜因其独特的成分构成而自成一派。

蜂蜜的好处以及潜在的风险仍待进一步研究，但目前的发现已足以证明，喝适量的蜂蜜是对身体有好处的。也就是说，在菜肴或饮料中加入1茶匙蜂蜜来增加甜味是不会对身体造成负面影响的。此外，蜂蜜抗炎、抗氧化和抗菌的功效也十分出名，从几百年前它就开始被当作药物使用。总之，蜂蜜是可以食用的，只是需要谨慎一些。选择时尽量选择野生蜂蜜，它的好处会比经过巴氏杀菌的加工蜂蜜好处更多。喝酸奶或者喝茶时加1茶匙蜂蜜是个不错的选择。

接着，让我们再来聊聊一种名叫龙舌兰糖浆或者龙舌兰蜜的甜味剂，它是20世纪10年代开始流行起来的。这种甜味剂需要你格外警惕。龙舌兰糖浆可以用许多种类的龙舌兰制成，尤其是蓝龙舌兰——它也用于制作龙舌兰酒。不过，不要被龙舌兰蜜这个名字中的"蜜"字所迷惑，认为它是蜂蜜的孪生姐妹，且比蜂蜜更健康。事实上，与蜂蜜不同，龙舌兰蜜不仅需要经过高度加工，果糖含量也更高，可以达到75%～90%，并且它几乎不含蜂蜜中含有的那些营养素。所以，对于这种甜味剂，最好还是将它列入黑名单吧。

在我推荐列表中的甜味剂有阿洛酮糖、天然甜叶菊糖、蜂蜜（少量）及罗汉果糖。你可能没听说过罗汉果糖这种代糖，它也是一种代替蔗糖的甜味剂，不含能量，也不会影响血糖。其实这种糖是由一种原产于东南亚的看起来像甜瓜的小型圆形水果（罗汉果）制成。几个世纪以来，罗汉果一直在东方医学中用作感冒药和助消化剂，而由于它比蔗糖甜150～200倍，所以现在也被用于增加食品和饮料的甜味。市面上可买到颗粒状、液体状和粉末状的罗汉果提取物。虽然我的食谱中大多使用的都是阿洛酮糖，但是这只是因为它比罗汉果糖便宜些，所以如果你想尝试不同的味道和口感的话，那就可以将其替换为罗汉果，或者将二者混合来使用。我希望你能开始了解这些甜味剂，并且学会将它们正确地纳入你的日常饮食中。

有关无麸质谷物的一点说明

经加工后的无麸质谷物（如碾碎的燕麦米或者加工好的大米），物理结构会发生变化，可能会加剧人体内的炎症。出于这个原因，苋籽、荞麦、野米或菰米、小米、高粱和苔麸也应该适量食用。就我个人而言，当需要搭配一些无麸质谷物时，我会倾向选择野米，它是禾本植物菰的种子。

有关水果和蔬菜的一点说明：
用西蓝花芽和樱桃来补充膳食纤维和降尿酸

虽然水果和蔬菜中也含有少量果糖，但是它们并不会提高尿酸水平，甚至一些水果，由于自身含有营养成分和膳食纤维，还有助于抑制尿酸水平升高。菊粉是一种不被消化或吸收的膳食纤维，在许多蔬菜中都有它的身影，包括洋葱、韭菜、朝鲜蓟和芦笋等，它可以减缓人体内糖的释放速度，同时滋养微生物群，促进其发挥作用。另外，你也可以将其看作一种益生元，因为它可以停留在肠道中，促进有益菌的生长。菊粉能够优化肠道菌群，在降尿酸饮食中也会经常见到它的身影。既然我们目前已经知道尿酸会破坏肠道菌群和肠道内膜的完整性，导致炎症，我们就必须尽我们所能来维持肠道菌群的健康和功能，而菊粉就是一个不错的选择。有研究甚至发现，它有助于消除果糖摄入过多对代谢造成的不利影响。[9]

你应当尽量多摄入膳食纤维，多多益善。尽管许多蔬菜（如菠菜、豌豆、芦笋、花椰菜、蘑菇和西蓝花）的确嘌呤含量较高，但它们不会提高尿酸水平，你可以放心食用。根据世界卫生组织公布的数据，全球有 170 万人（2.8%）死因是水果和蔬菜食用量不足。此外，据估计，全球约 14% 的胃肠道癌症死亡病例、约 11% 的心脏病死亡病例和约 9% 的脑卒中死亡病例都是由水果和蔬菜食用量不足导致的。所以现在，让我们来特别聊聊西蓝花芽和水果。

十字花科蔬菜，如西蓝花、西蓝花芽、球芽甘蓝等，含有一种能在人体内转化为萝卜硫素的重要的前体分子。萝卜硫素是一种超级化合物，目前在学界颇受关注。[10] 萝卜硫素能促进尿酸排泄，从而抑制尿酸水平升高，且对于身体健康还有其他益处。原因在于它和人体内核转录因子红系 2 相关因子 2（以下简称 Nrf2）信号通路有关联。该通路被激活后，会触发 200 多个基因的表达，而这些基因能在减少炎症、促进身体生成抗氧化剂等方面发挥作用，甚至可以在人体受到体内毒素挑战时增强人体的排毒能力。[11] Nrf2 是一类能够诱导某种特定基因的表达的蛋白质，这种特定基因负责抗炎和抗氧化过程。Nrf2 信号通路可以说是人体的一个传感系统，能够告诉人体在危险来临时如何采取行动保护自己。Nrf2 一般存在于细胞里，位于细胞核外。当细胞感知到氧化应激时，Nrf2 信号通路就会激活，细胞核内的关键基因就会开始行动，促进抗氧化剂的增加。

尿酸对人体有害主要是因为它会加剧炎症并且增加自由基的产生，导致人体内的 DNA、蛋白质和脂肪细胞受损，因此，任何可以抑制自由基生成或者消除炎症的方法都能降低尿酸的危害。研究发现，喝适量咖啡、做运动、摄入姜黄和萝卜硫素都有助于激活 Nrf2 信号通路。萝卜硫素可以说是最有效的激活剂之一。它本身既不是抗氧化剂也不是抗炎剂，但它能通过激活 Nrf2 信号通路来增强人体的抗氧化能力和抗炎能力。那么，从哪里可以获取足够剂量的萝卜硫素呢？答案就是西蓝花芽。

先声名一下，西蓝花芽中并不含有萝卜硫素，而是含有一种叫作萝卜硫苷的化学物质，其降解产物就是萝卜硫素。这一点非常重要。萝卜硫苷转化为萝卜硫素需要一种叫作黑芥子酶的特殊酶。而当我们咀嚼西蓝花芽时，这种酶就会被释放，萝卜硫苷接触到这种酶，就会被降解，从而生成萝卜硫素。

其实，这一过程是包括西蓝花芽在内的一些植物的一种自我防御机制。当这些植物的叶子被昆虫啃食时，生成的萝卜硫素能起到抵御昆虫入侵的作用（据说，昆虫极度讨厌萝卜硫素）。与西蓝花相比，西蓝花芽生成的萝卜硫苷更多。如果当地的菜市场没有西蓝花芽，你也可以尝试自己种植，它们种起来并不费力。它们的外表看上去类似苜蓿芽，但是二者在味道和营养成分上有很大不同。当然，你也可以直接购买萝卜硫素补剂，但是摄入活性萝卜硫素最理想的方式还是直接食用西蓝花芽。你可以直接将其加入沙拉或者汤里，也可以将其做成酱料和奶昔。

很多痛风患者都知道，酸樱桃和酸樱桃汁是预防痛风发作的灵丹妙药，虽然这一点在过去并未有科学研究证明。现在，新的研究表明，痛风患者每天只吃 1/2 杯樱桃就能将痛风发作的风险降低 35%。[12] 显然，是樱桃中的某种成分在起作用。在水果中，樱桃的果糖含量算是偏高的了，又为何能有降尿酸功效呢？如今，我们终于有了答案的线索：樱桃含有 2 种具有降尿酸作用的类黄酮，即花青素和槲皮素。[13]除可以降尿酸外，它们还具有强大的抗炎和抗氧化应激的能力。一些较酸的樱桃品种（如蒙特默伦西樱桃和巴拉顿樱桃）比甜樱桃（如宾库樱桃）的花青素含量要更高，但最新的研究表明，美国红肉樱桃能够显著增加体内尿酸的排泄量。研究还表明，食用这种樱桃后尿酸水平出现显著降低。另外，樱桃还有一个益处，那就是能减少 C 反应蛋白的含量。

　　很多人会选择喝酸樱桃汁，但果汁中通常会添加糖，并且已经没有膳食纤维了，所以我建议最好不要喝果汁。如果你选择的酸樱桃汁是完全没加糖的，你也可以继续喝，但最好还是选择新鲜的酸樱桃或者甜樱桃。或者，你也可以直接服用樱桃提取物的补剂（片剂），对不喜欢樱桃味道的人来说，这是一个理想选择。还有一些水果和蔬菜因为含有能抑制黄嘌呤氧化酶的化合物，所以也有降低尿酸水平的功效，如石榴、蓝莓、芹菜、红洋葱和核桃。顺便补充一句，许多香料和香草中也含有具有降尿酸功效的化合物，如小豆蔻、丁香、百里香、薄荷、迷迭香和牛至。

降尿酸能手

石榴

蓝莓

樱桃和酸樱桃

西蓝花和西蓝花芽

红洋葱

核桃

青椒

芹菜

香草或香料：小豆蔻、丁香、百里香、薄荷、迷迭香、牛至

饮料类：咖啡和绿茶

有关乳制品和鸡蛋的一点说明

在日常饮食中，可食用全脂牛奶和奶油或者将两者加入咖啡和茶中。（但是，注意应避开脱脂牛奶，因为它去除了健康脂肪，因而无法抵消糖的负面影响。）如果你选择用燕麦奶或杏仁奶来替代牛奶的话，也要注意筛选，不要选择添加糖的，而要选择那些没有加糖的产品。另外，鸡蛋和无糖全脂酸奶是可以正常食用的。在选择酸奶时，应选择那些富含益生菌、能提供大量活性菌的酸奶。全蛋（包括蛋黄），是优质蛋白质和脂肪的极好来源，嘌呤含量低，且含有多种营养素，营养价值极高。鸡蛋中几乎含有我们生命活动所需的所有氨基酸，并且还富含维生素、矿物质。你可以直接煮着吃，也可以把它做成鸡蛋沙拉、蔬菜鸡蛋饼……你可以变着花样来吃它。鸡蛋可以说是最受喜爱、近乎完美的食物之一了。另外，有条件的话，选择鸡蛋时最好选择来自有机牧场的鸡蛋。

一些健康的零食推荐

其实，正餐之间最好不要吃零食。我推荐的饮食食谱中正餐可以让你拥有强烈的饱腹感，一般你也没有必要在两餐之间吃东西。但是如果你坚持吃，下面是一些供你选择的食物，它们不会破坏你的新陈代谢。

一把生坚果（花生除外）。或者选择将坚果和橄榄混合，记得加点儿能降尿酸的核桃。

切好的生蔬菜（如甜椒、西蓝花、黄瓜、水萝卜）蘸鹰嘴豆泥、牛油果酱、山羊奶酪、橄榄酱或坚果酱。

1/2 个淋了橄榄油的牛油果。

2 个煮熟的有机鸡蛋。

1 份水果（如樱桃、葡萄柚、橘子、苹果、甜瓜、梨、葡萄、猕猴桃、李子、桃子、油桃）。

1 份全脂希腊酸奶，配新鲜浆果和核桃仁碎。

一些健康的饮品推荐

我一直对咖啡赞赏有加。是的，这也是出于私心的，因为喝咖啡令我心情愉悦。在过去几十年里，科学家们也一直在研究咖啡，现在结果也证明，每天喝一两杯咖啡能预防疾病。2017 年，《内科学年鉴》报道了 2 项大规模的纵向研究，其中一项涉及来自 10 个欧洲国家的人（共计 50 多万人），历时超过 16 年，研究的结论也再次验证了咖啡的益处。研究结果令人信服。研究表明，喝咖啡最多的受试者全因死亡风险最低，其中男性的死亡风险降低了 12%，女性的则降低了 7%。[14] 研究人员得出结论："喝咖啡越多，死亡风险越低，尤其是消化系统和血液循环系统疾病导致的死亡。"另外，咖啡对于女性也尤其友好，多喝咖啡能够降低女性的糖化血红蛋白水平和 C 反应蛋白水平。

另一项研究是由南加州大学发起的，历时近 20 年，试图研究年龄在 45 ～ 75 岁的不同种族的人群中咖啡的功效。研究结论与上一研究相呼应：饮用咖啡越多，死亡风险就越低——尤其是死于各种癌症的风险大为降低。[15] 虽然这 2 项研究证明了咖啡的保护作用，但功臣并非咖啡中的咖啡因。真正起作用的是咖啡中的多酚和其他具有生物活性的化合物，它们具有抗氧化特性，这也是咖啡能够降低胰岛素抵抗、减轻炎症和减少肝功能生物标志物的原因。此外，咖啡中含有黄嘌呤，这种化学物质可以抑制黄嘌呤氧化酶，而黄嘌呤氧化酶是生成尿酸所需的酶，因此，咖啡也可以抑制尿酸水平升高。

英属哥伦比亚大学和哈佛大学的研究人员也进行了一项大型研究，他们收集了参加美国第 3 次全国健康和营养调查的 14 758 名美国人的数据，最终发现咖啡摄入量（包括含咖啡因和不含咖啡因的咖啡）与尿酸水平成反比：尿酸水平随着咖啡摄入量的增加而降低。[16]
这一研究发现排除了其他可能影响结果的因素，包括体重、饮酒情况
和利尿剂的使用。另外，研究人员并未发现喝茶与尿酸之间存在类似
关联。因此，如果你是因为咖啡因才不喜欢喝咖啡的话，那么你可以
选择脱因咖啡，它同样有助于降低尿酸水平。

在第五章中，我提到过一项涵盖 19 项研究的荟萃分析，那项分
析曾提到饮用咖啡会导致女性尿酸水平升高，但并没有带来任何负面
影响，也没有增加痛风的风险。且该研究的作者也很快指出，未来仍
需要进行随机对照试验，以了解在饮用咖啡的情况下，男性和女性在
高尿酸血症和痛风风险方面的潜在差异。女性喝咖啡后高尿酸血症风
险略有增加很有可能是人为失误造成的假象——缘于作者的计算方法
（使用了多项研究的数据）。除了这项研究之外，还有大量研究都纷纷
证实了，无论是男性还是女性，喝咖啡都能够降低高尿酸血症和痛风
的风险。

我是咖啡的忠实支持者，且推荐所有成年人多喝咖啡。我相信只
要你对咖啡没有不良反应或者过敏（这种情况很少，不过，的确会影
响一小部分人），咖啡给你带来的好处就远大于它的风险。你可以喝
无咖啡因的咖啡，仍然可以享受降尿酸的益处。至于大多数美国人每
天喝几杯咖啡这件事，我也是完全赞成的。然而，有一件事需要注意，
那就是确保你摄入的咖啡因不会影响睡眠。下午 2 时之后最好不要再
摄入咖啡因，可以换成无咖啡因咖啡或不含咖啡因的茶。

虽然目前还没有临床研究证实茶有降低尿酸水平的作用，但茶叶
中确实含有一些有助于维持健康和促进代谢的化合物。此外，茶叶还
有一层额外光环：绿茶中的多酚类物质（表没食子儿茶素没食子酸酯）
赋予茶抗氧化和抗炎的特性——因为它触发了非常重要的 Nrf2 信号
通路。[17]此外，康普茶也是我极为推荐的。这是一种含有天然益生
菌的发酵红茶或绿茶，是通常冰镇后饮用的含气饮品，至今已有数百

年的历史。人们一般通过喝康普茶来提振精神。康普茶有助于减肥，能帮助你维持肠道微生物群的健康，从而有助于控制尿酸水平。

需要注意的是，每喝 1 杯含咖啡因的饮料，需要多喝 336 ~ 448 g 的水来抵消它的脱水效应。所以，你可以每天随身携带水杯。每天的喝水总量（以盎司为单位）其实需要达到你体重数值（以 lb 为单位）的 50%。例如，如果你体重 180 lb（68 kg），那就意味着每天喝 75 盎司（约 2 100 g）的水，也就是每天喝约 8 杯。乍一听貌似很多，但请记住，你在遵循本书饮食计划的时候也会在食物中获得大量的水分，所以无须太看重这一数值。只要你的尿液是清亮的，而不是暗黄色的，就说明你的饮水量是足够的。

饮水对身体的好处

每天喝 8 杯水有助于保持身材在一定程度上是对的。事实证明，水有助于抵消糖（尤其是果糖）对人体造成的负面影响。虽然我希望你从现在起能做到不吃任何加工的果糖制品，但知道水可以有助于抵消果糖的不良影响这一点对你而言还是很重要的。另外，水还能抵消钠摄入过量的影响。在饮食过程中，你可能会摄入更多的钠。记住，高盐饮食不仅与血压有关，还会导致肥胖、胰岛素抵抗、糖尿病，以及尿酸水平升高。即使你没有摄入果糖，大量盐的摄入也会促使你的身体生成果糖，进而刺激尿酸的生成。保持适当的水分平衡来对抗这些影响就显得尤为重要。

至于喝酒，我的原则很简单：如果你想喝，可以每天只喝 1 杯葡萄酒，最好是红葡萄酒，因为它含有的多酚类物质比白葡萄酒更多。另外，尽量不喝或者少喝含有嘌呤的啤酒。一些研究表明，每天喝 1 杯啤酒会导致痛风风险增加 50%，尿酸浓度也会上升 0.4mg/dL

（23.8 μmol/ L）。[18]如果你就爱喝啤酒，那就尽量喝一些不含嘌呤的啤酒。这类啤酒在 2014 年上市之后，立刻引起了轰动，现在市面上有很多几乎不含嘌呤的啤酒。例如，札幌和麒麟这两个品牌就有一系列不含嘌呤的啤酒。这些啤酒也进一步壮大了正蓬勃发展的低酒精和无酒精啤酒市场。至于伏特加和威士忌等烈酒，它们的嘌呤含量虽然低得多，但会提高尿酸水平，所以也要小心。你可以先检测一下尿酸值，看看你在喝酒之后身体的具体反应。

除了记录尿酸值和血糖值（如果你选择检测的话），在整个计划中记录食物日志也很有帮助。你可以记录下你喜欢的和不喜欢的，这样你就可以在坚持主要原则的同时做出选择。另外，最好在计划刚开始的这 3 周内避免外出就餐，这样你能更专注于自己的饮食。这能帮助你打好基础，当你未来需要在外面吃饭时，你就知道如何点餐更健康了。（详情请参阅第 191 ～ 192 页）。前 3 周结束后，你对食物的渴望会有所降低，即使再面对外面菜单上那些会破坏你新陈代谢的食物，你也不会轻易被诱惑。只要去外面餐厅吃饭，几乎就不可能不遇到添加糖或者隐藏着精制果糖的产品——即使是市售沙拉或者派对上的自助餐食，也不能例外。

一周餐单

第 1 周的重点是适应新的饮食习惯。你可以选择按照我下面给出的餐单来安排饮食，或者也可以自己摸索，只要遵循了饮食指导中的建议即可。餐单中包括每天早中晚 3 餐以及甜点和饮料，供你选择。注意每顿饭都应该含有健康脂肪、低嘌呤蛋白质，以及至少 1 种可以降尿酸的食物（如富含槲皮素的蔬菜或 1 把酸樱桃）。另外，需要煎制食物时，最好是使用黄油、有机特级初榨橄榄油或椰子油。一定要避免使用加工油和烹饪喷雾油，除非后者是用有机橄榄油制成的。

如果你觉得食物分量不够，可以加量。其中的一些餐食比其他餐食更耗时，所以需要提前计划，如果你时间不够，可以换一种。

试着每周有几天不吃早餐，这将促进你的新陈代谢。下文的餐单中有 2 天就是没有早餐餐食的。

周一

早餐：椰子布丁和 1 ~ 2 个水煮蛋。

午餐：鸡肉沙拉配西蓝花芽香蒜酱。

晚餐：烤有机鸡肉或野生鱼（84 g），配黄油和大蒜炒绿色蔬菜。

甜点：1/2 杯浆果，淋上少许无糖奶油或蜂蜜。

周二

早餐：空腹。

午餐：拌有蒲公英叶的蔬菜沙拉、切好的生蔬菜和 2 个煮熟的鸡蛋，配酸樱桃油醋汁。

晚餐：哈里萨酱烤大比目鱼，配烤西葫芦、番茄、辣椒和泡红洋葱；加入特级初榨橄榄油或其他降尿酸调味品的绿色蔬菜沙拉。

甜点：2 ~ 3 块黑巧克力。

周三

早餐：希腊农场鸡蛋杯和 1 片樱桃杏仁面包。

午餐：鹰嘴豆沙拉，配鸡肉或野生鱼肉（84 ~ 140 g）。

晚餐：百里香烤里脊肉，配 1/2 杯野米和无限量的蒸蔬菜。

甜点：1 个苹果，切片，上面撒上肉桂或小豆蔻。

周四

早餐：生姜胡萝卜果酱酸奶。

午餐：菠萝蜜生菜玉米饼，配鸡肉或野生鱼肉（84～140 g）。

晚餐：彩虹蔬菜面条沙拉，配用黄油和大蒜片炒的绿色蔬菜。

甜点：2～3块黑巧克力。

周五

早餐：空腹。

午餐：烤意大利面南瓜，配西蓝花芽香蒜酱；烤草饲牛排（84～140 g）。

晚餐：烤大比目鱼配番茄和棕榈心；1/2 杯野米饭或糙米饭和无限量的蒸／烤西蓝花。

甜点：1/2 杯浆果，淋上少许无糖奶油或蜂蜜。

周六

早餐：健康薄饼。

午餐：火鸡馅饼配韭菜、薄荷；生切绿叶蔬菜混合沙拉，配酸樱桃油醋汁。

晚餐：高压锅炖烤牛肉。

甜点：3/4 杯桃子切块，蘸黑巧克力酱（3 块黑巧克力融化而成）。

周日

早餐：西蓝花芽、青椒、红洋葱肉馅煎蛋饼。

午餐：烤花椰菜配绿芝麻酱，烤蔬菜沙拉。

晚餐：烤鳕鱼配西蓝花，1/2 杯野米饭或糙米饭。

甜点：2 块黑巧克力蘸 1 汤匙杏仁酱。

上述降尿酸饮食餐单只是让你领会如何将指导方针应用于每一餐当中，并帮助你掌握通过饮食降尿酸这门技艺。一旦你学会了如何用你最喜欢的菜肴做替换和调整，你就可以按照自己钟情的食谱来烹任。遵守降尿酸饮食原则比你想象的要容易。

直接采用我的餐单当然是不错的，这样你就不必在计划的第1周发愁该怎么吃，不过，你也可以通过选择你喜欢的食物来设计自己的专属餐单。餐单涉及的大多数食材都是容易买到的。记住，有条件的话，尽量选择草饲的、有机的和野生的食材。选择使用油品时，请选择特级初榨橄榄油。虽然餐单中涉及的所有食物都是无麸质和无糖的，但你一定要检查你自己购买的食材的标签，特别是如果你购买的是经过制造商加工的食品（如蛋黄酱和芥末）。你永远无法控制产品的成分，但你可以做到控制自己饮食的成分。

要有耐心，逐渐适应新的饮食，它有益于你的基因组和新陈代谢。第1周只是一个起点，接下来的几周你仍需继续打破旧的饮食习惯，学习如何做出明智的改变。例如，如果你对含糖饮料上瘾，那么就逐渐替换成符合降尿酸饮食的饮料，并在第1周将其作为你的主要目标。尽你所能完成这个改变。只要你能迈出第一步、然后在不断做出改变，最终定会达到你的目标：尿酸水平得到有效控制，身体更健康。

第九章

第 2 周：调整生活习惯

睡眠、运动、亲近自然和饮食窗口

每个人都应该做自己的医生。我们应该顺应自然，而不是违逆自然。适量饮食……只有被消化的东西才对身体有益。什么可以促进消化？运动。什么能恢复元气？睡眠。

—— 伏尔泰

58 岁时，马库斯被诊断出患有轻度认知障碍，自那之后，他对自己的病症十分上心，并决心一定要阻止自己病情进一步恶化。最初注意到他的病症的是他的妻子和处于青少年时期的孩子们，他们发现马库斯开始出现不寻常的健忘、判断失误、焦虑，行为举止和情绪也出现了变化，因此，鼓励马库斯去看医生。尽管马库斯并没有认知功能早衰或阿尔茨海默病的家族史，但他的神经科医生仍然嘱咐他应努力改善自己的生活习惯，以避免认知功能进一步衰退，或发展为包括痴呆在内的更严重情况。这位医生警告说自己的许多患者没有任何神经系统疾病的家族史，但他们后来还是出现了认知问题，可能缘于环境因素而不是遗传因素。这位医生恰好深谙尿酸与神经退行性病变风险之间的关系，经检测发现，马库斯的尿酸水平确实偏高，尽管马库斯并不肥胖，但他确实属于超重，此外，他还患有代谢综合征。

　　马库斯平日周末没事时也会去骑行，自认也算是一个比较热爱运动的人，但他知道是该戒啤酒了，此外，还要注意补充营养、平日多运动，以及想办法解决慢性失眠问题。马库斯从 50 岁时就开始失眠，过去 8 年里一直饱受睡眠不足的折磨。他问自己的神经科医生有没有什么可以供他自学的书籍，医生向他推荐了《谷物大脑》。这本书帮助他走上了阳光大道。最终，马库斯成功地改变了他的饮食习惯以及生活方式。

　　我从未见过马库斯，也从未参与过他的治疗，之所以知道马库斯的故事，是因为他主动在我的网站上分享了自己的经历。他加强了运动，减少了碳水化合物类食物（包括他最爱的、会提高尿酸水平的啤酒）的食用量，身体各项机能在几周时间内均得到改善，包括他的智力。在他成功减肥后，甚至连先前一直干扰他睡眠的睡眠呼吸暂停综合征也没有了，睡眠质量有了极大的改善。

仅仅只是简单地改变一下生活方式，我们就能抑制甚至逆转认知功能衰退的进程，看上去是不是非常的不可思议。但重点仍然是尽量在出现任何症状之前，尽快解决尿酸的问题。现有研究已经明确揭示了高尿酸水平作为代谢功能的参数之一与认知缺陷风险之间的直接联系。正如第四章所说，持续的高尿酸水平可能会引发大脑的氧化应激和炎症，损害脑组织。高尿酸水平会直接损害大脑中的记忆中心（海马体），且前文提到的几项研究也证明了尿酸会导致大脑萎缩。这可能就是马库斯年纪轻轻就出现精神类问题的根本原因。幸运的是，他迅速采取行动，在疾病恶化、出现永久性的、无法修复的损伤之前，及时扭转了局面。

我的同事们经常会为患者诊断认知疾病，包括轻度认知损伤到阿尔茨海默病等，现在他们也开始将尿酸检测纳入最优筛查方案之中。我的朋友兼神经学家戴尔·布里德森博士先前也通过调整患者的生活方式来平衡新陈代谢水平，改善微量营养素水平、激素水平和睡眠质量，并取得了显著的成效。正如他做客我的播客频道时所说的，像阿尔茨海默病这样的疾病并非只有一种症状，而是有多种症状。这些症状是由多种机制驱动，通常在不同年龄以不同方式表现出来。但所有症状都会受到各类代谢产物失衡的显著影响，是代谢产物失衡导致大脑"萎缩"。说到这里你应该也猜到了，这些产物之一就是我们体内的尿酸。

现在你已经进入了降尿酸计划的第 2 周，想必你已经掌握了降尿酸计划的真谛，并已感受到了食物对身体的奇妙作用。如果你正在进行动态血糖监测，请尽可能多做记录，了解自己一天中的血糖水平变化规律，以及周围环境因素对血糖的影响。进入第 2 周之后，你需要将注意力集中于培养另外 3 个有助于降低尿酸水平的习惯：睡眠、运动和限时进食。它们也将成为你日常生活中的降尿酸伙伴。至于饮食方面，你可以在本周继续重复第 1 周的餐单，或者也可以在此基础上制订出适合自己的餐单。

睡眠

高质量的睡眠对健康至关重要，这已经不再是什么秘密。正如凯西·米恩斯博士在与我谈话时所说："睡眠可能是我们最大的代谢黑客，而睡眠不足则是破坏代谢健康的最简单的方法之一。"睡眠会影响所有人体器官、系统和疾病状态。不过，虽然我们知道睡眠不足有害健康，但我们也是最近才开始了解背后的原因——同样与尿酸有关。

近几年，对睡眠的研究终于也开始监测睡眠质量差的患者的尿酸水平了。第五章也提到过，这些研究最终发现：睡眠质量差的患者往往尿酸水平会较高。这里所说的睡眠质量差包括睡眠不足，缺乏深度、恢复性睡眠，睡眠中断过多等。由于睡眠质量差和尿酸水平升高之间的极强关联性，目前，研究人员也开始将尿酸水平升高视为睡眠障碍的独立危险因素之一。而这种影响也是双向的，因为睡眠不足对新陈代谢和炎症的负面影响意味着它也直接增加了尿酸水平升高的风险。事实上，睡眠和新陈代谢相辅相成，相互促进，密不可分。

经过第 1 周，你是否觉得自己的睡眠有所改善？你可能也发现了，虽然你还未做出任何睡眠方面的改变，仅仅只是调整了饮食，睡眠就已经有所改善。而从本周开始，如果你通常每晚的睡眠时间少于 6 小时，你需要让其增加到 7 小时以上——如果你想让体内调控新陈代谢的激素保持正常健康的水平，这是最低要求。如果你已经习惯了每天睡五六个小时，那就慢慢改变——每次增加 15 或 30 分钟，直到睡够 7 小时（详情见下文）。

　　没错，的确有小部分人虽然睡眠时间短，不足 6 小时（甚至一些人只睡 4 小时，且并没有任何健康问题），但这并不适合绝大多数人。据说达·芬奇的睡眠时间就很少，大约每 4 小时才小睡 20 分钟，1 天总共才睡 2 小时，但是千万不要觉得你也可以这样睡觉，这是在透支你的身体。你需要更多的睡眠。千万不要忽视睡眠在我们生活中的价值。对我们而言，它可以说是免费的万能药。

　　本周的重点就是改善睡眠，所以你需要在这周尽你所能，获取高质量的睡眠。持续保证高质量的睡眠着实很难，平时我们也难免遇到烦心事（以至于让我们难以安眠）。但这都没关系。记住，我们的目标是进步，无须要求一切都做到完美。如果你过去的睡眠模式不稳定且没有规律，那你可能需要一些时间来适应新的睡眠习惯。我们的身体喜欢规律，这是它维持内稳态的方式，而优化睡眠就是最好的维持内稳态的方法。不要指望你的睡眠能立刻变得完美，但请记住，哪怕只是稍微改善睡眠质量，你的健康和新陈代谢也会出现奇迹。

　　以下是一些能帮助你养成良好睡眠习惯的建议。

　　养成与生活节奏相匹配的睡眠习惯。尽量能够每周 7 天，或者说包括节假日和周末在内的 1 年 365 天，都维持固定的入睡时间和起床时间。不同的人睡眠需求和昼夜节律是不同的，这在一定程度上是先天因素决定的。的确会有一些人适合做"夜猫子"或"早起鸟"。此外，我们的睡眠需求也的确会随着年龄的增长而改变（大多数青少年喜欢晚睡晚起是因为他们青春期的生理状况与此模式相符合）。大多数人每天需要的睡眠时间为 7 ~ 9 小时，但超过 1/3 的人目前都睡不够 7 小时。大多数人都应当尽量在午夜前睡觉，以确保能获得足够的恢复性、非快速眼动睡眠，这种睡眠主要发生于前半夜。另外，在起床时间上也应尽可能保持一致。坚持固定时间起床是提高睡眠质量的最佳方式，这能确保你的睡眠与昼夜节律保持一致，并且能与你身体的需要相协调。

向身体发出睡眠信号。保持固定的上床时间，并在睡觉前做一些有助于安神的活动，让你的身体做好睡眠准备。阅读、洗热水澡、写日记、听舒缓的音乐、喝花草茶、轻度拉伸、深呼吸、冥想或任何放松活动都有助于睡眠。如果你晚上容易焦虑，思绪会天马行空，难以入睡，一个好的策略是在睡前花时间在一张纸的左侧写下你的担忧，并在右侧写出解决方案，每个担忧至少写出 1 种方案。不要带着担忧上床睡觉。当你上床之后，如果仍然被焦虑困扰，那就试图将它们看作浮云，告诉自己现在想这些没有任何用处，把它们统统交给明天吧。

我们会对孩子的睡前行为提出严格要求，但由于成年之后的各种干扰和纷争，我们经常忽略了睡前行为。其实，有些睡前行为能够很好地帮助我们做好睡眠准备。我们都知道，在卧室里最好不要放电子产品，因为它会刺激我们的大脑和眼睛。尤其是在睡前，更需要少看屏幕来减少自己暴露在蓝光下的时间（如果你必须坐在屏幕前，可以戴上防蓝光眼镜）。请尽量让卧室保持安静，灯光要昏暗，不要太亮，且不要有杂物和电子产品（例如，电视、电脑、平板电脑、手机等）。自己调整情绪状态以适合睡眠。为睡眠营造了合适的氛围，就等于向身体发出了容易入睡的正确信号。

光线疗法：时机很重要

虽然睡前应避免强光（尤其是来自电子屏幕的蓝光），但早上起床之后应当接触自然光线的照射（自然光中的确也含有蓝光）。清晨的光线会通过眼睛传达大脑中的视交叉上核，它虽然很小，但却是昼夜节律的"中央起搏器"，会自动重置你身体的生物钟。

保持房间凉爽舒适。想必你也有过类似经历，要在闷热的房间里睡个好觉是几乎不可能完成的任务。如果可能的话，可以把卧室的温度设置为 18 ℃ ~ 21 ℃（这是最适宜睡眠的温度范围），但具体数值可能会因个体差异而有所不同。我们的体温会在夜晚略微下降，从而促进我们的睡眠。在入睡前 2 小时左右，我们的体温会开始下降，与睡眠诱导激素（褪黑素）的释放相吻合。因此，在晚上把空调温度调低，有助于人体调节体温和满足内部需求，从而帮助我们睡个好觉。另外，还需要关注我们的床垫、床单、枕头和睡衣：确保它们能最大限度地让你感到舒适干爽。你无须买最贵的，只需要买最适合的即可。

努力让睡眠时间增加到 7 小时以上。让一个习惯了每晚睡五六个小时的人忽然改成睡七八个小时可能并不现实。这种改变不是一朝一夕就能完成的。但没关系，你可以循序渐进，慢慢来。你可以这样做：每次增加 15 或 30 分钟的睡眠时间，花几天或几周时间适应，然后慢慢调整。对大多数人来说，起床时间是固定的，而且相当固定，但入睡时间相对则灵活得多。如果你是这种情况，可是尝试着将自己的入睡时间逐步地提前，每次提前 15 分钟，然后给自己几天的适应时间，然后再提前 15 分钟。给自己一些时间适应，等你觉得可以了，就再提前 15 分钟。如此下去，直到你的睡眠时间达到了 7 ~ 8 小时。虽然整个过程要花费数天到数周时间不等，但所有的努力都是值得的。

不要服用助眠药物。偶尔吃助眠药并不会对身体有太大损害，但是长期服用可能会引发问题。我们最终的目标是能在没有额外工具的情况下养成良好的睡眠习惯。此处的额外工具并不包括耳塞和眼罩，你可以用这两样东西帮助睡眠；我所说的额外工具指的是用于人工诱导睡眠的非处方药和处方药，如一些有镇静作用的抗组胺药，如苯海拉明和多西拉敏。虽然药物生产商宣称服用这些药物不会上瘾，但是它们会让你产生心理依赖。因此，最好还是不要借助药物，自然调节睡眠。

无论是处方还是非处方，任何助眠药物都无法让你自然入睡。药物带来的镇静并不等同于睡眠。当然，在医生的指导下短期服用助眠处方药可能会有好处，且服用我所说的促眠补剂，如褪黑素和缬草根，也是有益处的。[1]虽然这类助眠补剂也属于我前文所说的助眠药物，但是它们的作用比较特殊，能够帮助我们诱导自然睡眠。但总的来说，从长远来看，任何干预方式都不如自然改善睡眠习惯，而不使用药物。

另外，还需要注意的是，有时缺乏特定营养素和维生素也会加重睡眠问题。褪黑素是一种可帮助我们在晚上入睡的激素，虽然人们在谈论睡眠时经常会提起它，但大多数人实际上并不缺少褪黑素。我的朋友兼同事迈克尔·布劳斯博士，他既是临床心理学家，也是为数不多的获得美国睡眠医学委员会认证的医生之一，曾说过，缺乏维生素D和镁可能才是睡眠质量差的罪魁祸首。所以，如果你依旧受失眠困扰的话，可以尝试在饮食中多摄入这些补剂。

注意分辨并避免食用阻碍睡眠的物质。咖啡因、酒精、尼古丁等。这些物质都会扰乱我们的睡眠。咖啡因和尼古丁对人体而言都是兴奋剂。如果你还在吸烟，最好尽早给自己制订戒烟计划，因为吸烟会导致各类疾病的患病风险的增加。此外，我上文也说过，下午2时之后尽量不要再喝咖啡，让你的身体用当天余下的时间来处理先前进入体内的咖啡因，这样它们就不会对你的睡眠产生影响。每个人的咖啡因半衰期（即身体将咖啡因分解到原来量的一半所需的时间），以及最终将咖啡从身体中清除所需的时间是不同的。咖啡因的半衰期为1.5 ～ 9.5小时，一般来说为5 ～ 6小时。（怀孕会导致新陈代谢负担变大，会使咖啡因的半衰期延长15小时，因此，孕妇对咖啡因特别敏感！）如果你对咖啡因也非常敏感，并且感觉自己代谢慢的话，那么，你在中午之后就不要再摄入咖啡因，而是转为喝一些低咖啡因的饮料。

如果你正在服用药物，可以向医生或者药剂师询问你服用的药物是否对睡眠有潜在影响。建议你可以顺便再回顾一下前文（见第 97 页）提到的那些会提高尿酸水平的药物的清单，在咨询时可以跟医生聊聊那些药物。你也可以尝试制订一个计划，看看能否替换掉那些可能会导致代谢问题的药物。当然了，必需的药物该吃还是要吃。不过，你可能会发现，在你开始执行降尿酸计划之后，你的许多症状已经有所改善，之前那些所谓必需的药物对现在的你而言可能不再必需了。你还要注意的是，许多非处方药也含有干扰睡眠的成分。现在流行的治疗头痛的药物中也大多含有咖啡因。

此外，喝酒虽然也有镇静作用，但身体分解酒精的过程也会干扰睡眠，因为分解酒精所需的某种酶对人体具有刺激作用。而且，酒精还会导致肾上腺素的释放，干扰血清素的产生，而血清素是大脑中能启动睡眠的重要化学物质。因此，睡前 3 小时内应避免饮酒，且最好也不要进食。具体理由请见下文。

合理安排晚餐时间。没有人喜欢饿着肚子上床睡觉。你需要找到最适合你的晚餐时间，并在晚餐时间和上床睡觉的时间之间留出大约 3 小时的间隔。睡前还要注意避免食用难以消化的食物，如一些油腻的高油、高盐的食物。每个人的用餐时间可能不同，但总的来说，都应该有规律的进食时间（最理想的饮食窗口期为 8 ~ 12 小时，这点下文还会再提到）。饮食不规律会扰乱昼夜节律，导致重要激素的失衡，包括那些与食欲和饥饿感有关的激素。你可能也曾在深夜与食欲作过斗争，或者会责怪自己的那些会影响与饥饿感有关的激素的不良饮食习惯。

如果你患有夜间低血糖，并且因此失眠的话，可以试着在睡前吃点零食。夜间低血糖在糖尿病和其他代谢疾病患者中很常见。如果你的血糖降得太低，身体就会分泌激素，刺激大脑向你发出进食指令。睡前零食可以选择富含色氨酸（氨基酸的一种，是一种天然的助眠成分）的零食。富含色氨酸且不会提高尿酸水平的食物包括白软干酪、鸡蛋和坚果类食物（尤其是杏仁）。但是，吃的时候也要注意分量。1把坚果就刚刚好，吃1袋坚果就太多了。虽然睡前吃零食的时间已经在你的最佳饮食窗口期之外，但偶尔吃一次是没有问题的。

善用科技。助眠产品的市场庞大，市值高达数十亿美元，各类设备和产品更是令人眼花缭乱。从可以监测睡眠质量和时长的高科技智能手表和戒指，到能提供多种睡前故事和冥想选择的智能应用程序，真可谓是五花八门，层出不穷。

我最近对一款很火的助眠设备很感兴趣，那就是芬兰人佩特里·拉特拉发明的Oura智能戒指。我有幸曾在自己的博客栏目中采访过他。在那期栏目中，佩特里解释了恢复性睡眠对健康的重要性，以及Oura智能戒指如何帮助人们真正了解自己的睡眠质量并帮助人们做出改变以改善睡眠。

虽然市面上追踪睡眠的产品很多，但是我发现这款戒指尤其好用。你也可以去尝试其他设备或应用程序，获取有关你每晚浅睡眠、深度睡眠和快速眼动睡眠时长的详细信息，并且了解你需要多长时间才能入睡（睡眠潜伏期），对自己的睡眠情况有一个360度的全视角认知。这样，第二天你就可以根据这些数据调整自己的活动，如何时停止摄入咖啡因，为明晚的睡眠做好准备。实时反馈，实时调整！

降尿酸还需多运动

凭直觉也能知道，运动和睡眠一样，也对身体有益。而现在我们在考虑运动的好处时，又有了一个新视角，那就是它可以帮助我们降低尿酸水平，避免尿酸水平出现异常升高。运动还有助于维持正常的糖代谢（包括葡萄糖和果糖）、减轻炎症、促进激素平衡、增强血管内皮功能（想想前文提到的一氧化氮和胰岛素信号）、激活抗氧化过程、开启脂肪燃烧开关（如AMP活化蛋白激酶通路）……这些都是运动带来的益处。而当尿酸水平升高的时候，以上所说的积极影响都可以帮助减轻尿酸水平升高给人体造成的损伤。以下是一些具体的运动建议。

现在开始，让身体动起来。如果你目前有氧运动量没有达到每天至少 20 分钟，那就先从有氧运动开始着手改变。你可以选择一些你感兴趣的运动，利用第 2 周时间来养成坚持运动的习惯，注意这些运动应当能至少让你的心率相比静息状态时提升 50% 以上。另外，要注意，你需要长期坚持运动的习惯，所以最初切忌用力过猛，以至于自己很快疲惫（甚至受伤）从而放弃。但同时也要注意不能让自己过于舒适，还是应该适当地挑战自己的身体，这样才能保持健康，延长寿命。

正如我前文所说，理想状态下，全方位的锻炼应该包括有氧运动、力量训练和拉伸训练。但如果你是从零开始，可以从有氧运动慢慢开始，然后随着时间的推移逐渐增加力量训练和拉伸训练。力量训练可以利用传统的健身器材、重量器械或者借助自己的体重来进行。这些活动通常也需要大量的拉伸训练，但你并不需要专门上课去学习。即便没有教练指导，你也可以自己做很多伸展训练。

研究表明，运动不止对心血管和体重管理有好处，在饮食健康的基础上定期锻炼、参加体育比赛，或者定期散步，还能更好地控制尿酸水平，促进新陈代谢，抑制大脑衰退，并减少各种慢性可预防疾病的主要风险因素。

如果你习惯了久坐不动，那就试着每天散步 20 分钟，并在逐渐适应之后，再增加运动时长。刚开始，不要对自己要求太高：如果你长时间都没锻炼过，不要一上来就试图出门跑 10 千米。记住你的目标是养成可持续的运动习惯！

消除运动之路上的路障。提前计划好你的运动方式和运动时间。不要抽空运动，要主动为运动腾出时间。无论你选择何时运动，前一天晚上都应该准备好运动服和运动鞋。此外，优先选择你感兴趣的运动项目：从长远来看，相比于强迫自己运动，能让自己感兴趣的运动带来的效果要好很多。如果感觉没有效果，你可以尝试改变你的运动习惯。你可以通过增加速度或者增加运动时间来增加自己的运动强度。例如，如果你热爱徒步，那可以多爬山，或者爬山时手上拿3 ~ 5 lb（1.4 ~ 2.3 kg）的负重，在走路的同时锻炼自己的二头肌。至于如何设定并监测自己是否达到耐力、距离、心率等目标，我建议使用苹果智能手表，它在这一点上表现良好。

加大力度。如果你先前就有运动的习惯，那就尝试将运动时间增加到每天至少30分钟，每周至少5天，并最终达到每天运动60分钟的目标。你也可以在本周尝试一些不同的项目，如参加集体的健身课程或者找出你的自行车来骑行。如今，运动的机会到处都有，所以不要再找借口拒绝运动。新冠疫情导致许多人无法再去健身房，但他们也都找到了能够在家运动的方法。现在疫情散去，你更没理由不去运动了。许多我认识的人在疫情前都是健身房常客，但改为在家锻炼之后，他们实际上变得更加健美苗条了。疫情也引发了在线节目的激增。你可以在家中自由地观看关于运动和健身的视频和课程。点播和直播课程很受大众的欢迎，非常适合无器械人群。你只需要准备好水瓶、毛巾、屏幕和足够的运动空间，即使没有任何健身工具，你仍然可以汗流浃背。通过屏幕播放的直播视频或预录制视频，你能够跟随教练完成整套的运动。总之，你选择的运动要适合你和你的身体，并且是你所感兴趣的。

不要低估团体的力量。与同伴一起参加体育活动可以帮助你保持活力，增加动力。你可以尝试每周抽出一天来和朋友一起运动——加入一个跑步或散步微信社群，或者约上同事在午餐时间之后一起去散散步。

融会贯通。找到你觉得舒适的运动节奏后，你就可以将各种各样的运动项目都纳入你的计划了。例如，每逢周一、周三和周五，你可以在网上或健身房参加有氧运动课程；每个周二和周四在客厅里跟着直播视频做瑜伽，周六你可以选择跟朋友去远足或者游泳，然后周日休息一天。最好能将自己的运动安排记录在日历中，写明运动项目和运动时间。如果不预先规划好，运动计划很有可能会被搁置。给自己定个小目标：争取早日达到每天运动最少 1 小时。

忙碌时也要抽空锻炼。日常生活中肯定避免不了会有因异常忙碌而没有时间好好运动的日子，这时候就需要你想办法抽出时间做一些碎片化运动。现有研究全都证明，做 3 次 10 分钟的运动与 1 次运动 30 分钟对健康的好处是一样的。所以，如果你比较忙碌的话，就可以在当天分多次完成运动计划；此外，还可以想办法将运动和其他任务结合起来：比如可以边户外散步边打电话谈工作，或者在看电视的同时做一组拉伸或者瑜伽动作。如果你恰好有一辆长期闲置的自行车的话，可以再买一个训练机，将自行车的轮子卸下来安装上去，这样你就拥有了一辆改装版的动感单车；然后你就可以一边双脚蹬车，一边手拿手机处理其他工作了。

尽可能不要让自己坐太长时间。如果你的工作需要久坐，那么每小时也至少站起来活动 2 分钟，不要一坐就是几个小时。请记住，虽然只是每小时站起来运动 2 分钟，但能大大降低过早死亡的风险。所以，每天多动动，多动多健康。

正如我在第 1 部分提到的，目前研究已经表明，高强度运动与高尿酸水平，或者说急性期的尿酸升高之间存在关联。道理很简单，高强度运动会增加肌肉分解，导致嘌呤升高，最终导致尿酸水平升高。但从长远来看，锻炼对新陈代谢以及体重管理的有利影响，完全能够抵消尿酸水平升高带来的负面影响，而且大多数人的运动强度只是偶尔过度，并不会导致尿酸长期居高不下而损害身体。如果你热爱高强度运动，那么只需要确保自己在高强度运动后有足够的休息和恢复期即可。

亲近大自然

享受大自然是人类的天性。正如莎士比亚所说："自然让世界更亲昵。"长期以来的科学研究也证明了大自然对我们人类生命活动的好处，它不仅能帮助我们调节情绪，对抗压力，还能降低炎症、血压，并通过各种机制维护我们的免疫功能。拿其中一项举例，单纯只是太阳光照射皮肤，就能促进人体内维生素 D 的生成。大自然能影响我们的压力水平，原因之一是它激活了能促进身心放松的副交感神经系统，抑制了会产生压力的交感神经系统，从而让我们拥有积极的心态。研究表明，置身于大自然中可以降低皮质醇水平，帮助我们保持精神状态的稳定。而这则能帮助我们变得更专注，更赋有同理心，且不容易冲动。

除此之外，亲近大自然还有助于改善睡眠质量和降低血糖水平——这两点对于降低尿酸水平至关重要。研究人员也正在探索自然疗法和降低尿酸水平之间的相关性：目前已进入到临床试验阶段，试验选取了一批患有代谢综合征且有心血管疾病患病风险的受试者，并计划将这些患者的尿酸水平作为重要参数，对其进行跟踪研究。

日本人甚至将这种通过沉浸大自然获得治疗效果的做法定名为"Shinrin-yoku"，译成中文就是"沐浴在森林的氛围中"或者"森林浴"。在我的另一本名叫《清洁大脑》的书中，我也详细阐述过这一点，并且还引用了大量科学数据，证明了大自然对我们人类健康的作用。多给自己一些接触大自然的时间，尽量能让自己每周都能至少有一次去树林或者自然环境中散步 30 分钟。大自然就是我们最亲密的免费健康伴侣。

当然，不是所有人都能住在森林附近，但是即使你住在其他地方，你也可以找到许多替代选择，如附近的公园、山区、沙滩、湖泊或者你的后院，等等。你只需全身心投入到大自然的怀抱中，无须执着于完成什么目标，试着用你所有的感官去感受周围的声音、景象和气味。你甚至可以光着脚丫去感受。你也可以将其他降尿酸活动与自然浴结合起来。例如，在早上起床后就去散步，接触清晨的阳光，你能自动重置昼夜节律。

尝试限时进食

正如我在第六章中所说，有关限时进食和新陈代谢的研究表明，将你的饮食窗口限制在 12 小时内有助于改善胰岛素敏感性、血压和免疫功能。另外，限时进食还能够帮助我们减轻炎症，维持有利于身体健康的昼夜节律。尿酸也因此能够维持在健康水平。

下文提供了 4 种限时进食方案，如果你之前没有断食过，可以选择入门方案，经过 3 周，逐渐过渡到终极方案。

● 入门：将进食时间控制在 12 小时内——如早上 8 时到晚上 8 时，超出该时间范围不要再吃东西。

● 进阶：尝试将早餐时间推迟到上午 10 时左右，然后在晚上 8 时后停止进食。记住，在断食 12 小时的基础上，断食时间每延长 1 小时，都会让你新陈代谢更健康。

● 高级：忽略早餐，中午再吃第一顿饭，然后在晚上 8 时前吃完当天的最后一顿饭。人们也将这种断食方法称为 16 ∶ 8 进食法。

● 终极：尝试进行 24 小时或 48 小时的断食。但注意，48 小时断食不要操之过急，在此之前最好先通过执行降尿酸饮食计划调整好自己的新陈代谢，并且确保自己新陈代谢达到各项健康基准。

在饮食窗口之外，可以喝水，没吃早餐的话，也可以喝咖啡和茶，但注意不能在它们中添加牛奶或奶油，因为它们含有能量。确保你在饮食窗口之外饮用的饮料不含任何能量。

你可以自由选择断食方案。比如在每个周一、周三、周五保持 12 ： 12 进食法，然后在其他时间切换到 16 ： 8 进食法。限时进食跟定期锻炼一样都需要时间来适应。刚开始可能会比较难，但是随着时间的推移和勤加练习，你的身体会逐渐适应新的新陈代谢水平，因此限时进食对你来说也会变得更容易——甚至有一天你会开始期待安排自己的饮食窗口，就像你安排生活中其他重要的事情一样。

第十章

第 3 周：把握机遇

真正学会降尿酸，拥抱高质量生活

治愈是时间问题，但有时也是机会问题。

—— 希波克拉底

虽然我在前文中说过，但是这里我还是想要再强调一遍：你的饮食选择很重要，甚至可以说它是你每天做出的最重要的选择。食物能帮助你精细管理尿酸，进而重塑你的身体。它是你通往充满活力、健康和幸福的生活的门票。如今你已经进入了降尿酸计划的第 3 周，相信与先前相比你的状态要好很多。想必你现在已经学会了如何吃得更健康、多运动以及获得安稳的睡眠。第 3 周还需要做些什么呢？

本周的重点是精简你的日常习惯，并且重点克服你生活上的弱点。在计划进展的同时，你也可以思考自己还能做些什么来改善自己的生活，让自己变得更加健康。

找到属于你的节奏

经过前 2 周，你现在觉得最有挑战的是什么？你有没有想念你最爱的食物？是否感觉按时睡觉很困难？或者感觉很难挤出时间锻炼或去大自然中散步？是否感觉压力有点大？如果是这样的话，你可以利用本周时间找到属于你的新的生活节奏。找到你认为难坚持的那些习惯，然后思考如何调整。下文是可能对你有帮助的一些小建议。

发现并关注你的弱点。正视自己——你最大的弱点是什么？我们每个人都至少有一个弱点。你是否对精加工的高糖、高碳水化合物食物上瘾且难以自拔？是否饱受失眠的困扰？是否缺乏坚持定期运动的意志力？你可以写下这些你觉得困难的事情，并且思考自己可以采取哪些方法来拆除这些炸弹。不要畏惧这些弱点，想办法克服它们。确定至少 3 个你认为自己可以切实坚持的、绝不妥协的原则，如不喝苏打饮料和含糖饮料、晚上不把手机带进卧室、确保每小时至少运动 2 分钟、每周至少 1 次去郊外亲密接触大自然（在家中后院或家附近的公园也可以）。让自己为自己的健康负起责任来。

把自己的目标以书面形式写清楚。给自己写一封信，写清楚你的近期目标、长期目标，以及你想改变生活方式的原因。每天早晚大声朗读这封信，并把它贴在你经常能看到的地方，如你的书桌上。找到最能激励你的目标，并且反复提醒自己。例如，你可能是想要能够跟上自家孩子玩耍的步伐、缓解某个严重疾病、减肥、和伴侣能有更亲密的关系，或者是想要感觉更有活力，精神头更足，又或者是想要提高工作效率。把目标写下来，你更有可能坚持下去，并最终实现它们。写的时候注意尽量具体和清晰一些。例如，你可以说，"我想一天都有精神""明年我想和我的孩子们一起去冰川国家公园徒步旅行""我想减掉 30 斤"或者"我不想像我父母一样离开"。将你写下的目标放在你容易看到的位置。这不仅能帮助你保持健康的生活方式，还能让你在偶尔犯错时及时重回正轨。

提前制订好每周计划，越具体详细越好。详细的计划能够极大地激励你坚持下去并最终实现目标。我们在进行远距离自驾游或者去国外度假之前也都会做好详细规划，同理，我们想要改变日常习惯时也应该如此。每个周末留出几分钟来制订下一周的计划非常有用。计划中也可以包括你的食材清单，注明你去选购食材的时间和地点。如果需要外出就餐，也可以在计划中提前规划好吃哪些食物，在家准备好带过去，这样你就不需要被迫吃外面的食物了（有关外出就餐的建议下文还会详细介绍）。

制订好运动计划。如果你感觉有时比较忙碌，没有时间运动，那就动动脑筋想想办法。例如，把午餐会议改至下午，利用中午的休息时间去散个步；定好每晚的睡眠时间并严格遵守，确保每晚能在相同时间就寝；尝试将运动和亲近大自然结合起来（如去风景优美的户外散步、徒步、慢跑或骑行）。如果你有预感回家会比较晚，没有时间或者精力再做饭，那就应该提前为这些日子做好规划。这很重要，特别是在你有了孩子之后。就像我前文所说，生活方式的转变不仅关乎你自己，更关乎你周围的人。

在第八章里，我曾建议你养成记饮食日记的习惯，你可以在此基础上加以延伸，直接记录安排日历，尽量越详细越好。此外，你也可以向那些专业运动员学习：严格遵守每日规划，起床、运动、吃饭、与他人交谈，以及休息和就寝，每分钟都严格按照计划执行。这是运动员能以最好状态发挥应有竞技水平的原因。相信我，只要你遵守相同的方法，你也可以。

应对不良情绪的压力。 如果你感觉有压力，并且尝试过了常规的应对措施，你可以找一个治疗师来帮助自己制订适合你的心理疏导方案。每个人都会或多或少承受着压力，必要时寻求专业支持能够使你的压力有所缓解。鉴于新冠疫情推动了远程医疗的发展，现在寻找治疗师也比以前容易，你足不出户就能在一天中的 24 小时里的任何时间获得帮助。另外，目前市面上也有很多应用程序（未来还会更多），能够通过智能手机、平板电脑或其他电子设备找到适合自己的心理健康专家（在保障你个人隐私的前提下）。

我们目前面临的压力很大一部分是由于持续接触了过多负面信息而造成。因此，你可以试着少浏览网页，少看那些负面报道。我们往往会低估报道对我们情绪的影响，其实我们每天看到或听到的各种媒体报道都会对我们的思维、行为、情绪，甚至体内的化学成分造成极大影响，因为压力会促使我们改变饮食和睡眠模式，导致体内的压力激素水平升高，进而使我们感到恐慌和忧虑。睡觉前，一定不要看新闻报道。要给自己设定界限。例如，如果社交媒体上有人一直在发布一些令你不安的内容，你应当及时取消关注。对待媒体中的内容要像对待饮食一样，谨慎选择。此外，你也可以通过正念练习来减压——你可以下载相关应用程序来帮助你做到这一点。

学会灵活应变。坚持不懈固然重要，但是我们总会因为各种原因偶尔偏离正确轨道。我们肯定都会有犯懒不想动、饮食不健康或者把各种养生策略抛在脑后的日子。因此，在尽可能严格地坚持完这个3周计划后，你可以在之后的生活中稍微灵活一些，保证自己有至少80%的时间遵循本书的指导建议，其余20%的时间则可以让自己稍稍放纵一下。将那20%的时间用在假期、节日、特殊场合上也是完全没有问题的。注意：不要让偶尔的放纵打乱你的正常习惯就好。

想要做好这点，需要你找到日常生活中的稳定模式并坚持下去。稳定并非僵化。你并不需要做得太极端，或者强迫自己做不喜欢的事情，只需要找到适合自己的行事方式并且坚持下去即可。找到适合自己的稳定性是成功的关键。熟能生巧，你会在实践中慢慢发现自己适合什么以及不适合什么。让我们一起尝试，一起进步。

外出就餐的智慧

前几周应当尽量以在家吃饭为主，等积累了一定的饮食知识后，就能信心十足地去外面的餐厅吃饭，享受厨师做的饭菜了。点餐时，注意尽量选择那些干净、简单，符合降尿酸饮食原则的菜肴。你可以重回过去最爱的餐厅，看看能否在遵守饮食原则的基础上再次享受之前喜爱的美味。如果比较困难的话，那就尝试探索一些能满足你需求的新餐馆。

有了一定经验后，点餐对你来说将变得游刃有余。要注意食材和酱料复杂的精致菜肴，因为它们有可能含有大量的糖和盐。优先选择新鲜的含有低嘌呤蛋白质类食材的沙拉蔬菜或沙拉，但需要注意检查辅料，尤其是一些你在家不常用的辅料，如商用植物油、调味品和沙拉酱等。不要吃油炸食品，尽量选择吃蒸制的或者烘烤的食物。把面包和土豆等含淀粉的配菜换成淋上特级初榨橄榄油的绿色沙拉，或自带一些降尿酸油醋汁。如果对菜品有疑问，不要犹豫，直接向服务员或厨师咨询，了解清楚其真正的食材成分。对食物有严重过敏的人都清楚，一丁点儿失误都可能会成为急症。同理，你应该弄清楚自己点的菜的所有成分，这样才能避免触碰雷区。

积累可靠的三餐选择

一般身材苗条且代谢水平高的人每日饮食都比较健康，且不会有太大变化（饮食所需的原料也不会太复杂）。他们已经有了固定且可靠的正餐来保持营养。下文我也列出了可以供你日常反复使用的简单三餐方案。不要看不起剩菜——用前一天煮好的蔬菜或蛋白质类食物做午餐或者晚餐是完全没有问题的！

日常早餐选择（可搭配咖啡）

2 个有机鸡蛋，搭配 1 份用特级初榨橄榄油或黄油炒的时令蔬菜，再加上 2 片牛油果（大概是整个水果的 1/4）。

1 份（大约 1 杯）原味无糖全脂希腊酸奶（含有活性乳酸菌），撒上奇亚籽或亚麻籽、核桃仁碎、新鲜的浆果和肉桂或小豆蔻，也可选择加点儿蜂蜜。

用 1/4 杯罐装无糖椰奶、1/4 杯水（可适量增减来调配到你想要的稠度）、1/4 杯冷冻浆果、1/4 个牛油果、1 汤匙无盐葵花子酱或杏仁酱、1 汤匙有机无糖葵花子酱或杏仁酱、约 1 厘米长姜根（去皮切碎）和 1/2 茶匙肉桂粉制作 1 杯奶昔。

日常午餐、晚餐选择

用绿叶蔬菜、生切蔬菜块（如西蓝花、青椒、芹菜和黄瓜）、石榴籽、生无盐坚果碎、红洋葱丁、圣女果丁、1 汤匙新鲜百里香和 1 汤匙迷迭香，加入 84 ~ 112 g 熟鸡胸肉或火鸡丁拌 1 大份沙拉，淋上酸樱桃油醋汁或特级初榨橄榄油和柠檬汁。

84 ~ 140 g 的烤鸡肉或烤野生鱼肉，配上蒸熟的地上植被蔬菜、1/2 杯野米饭或糙米饭（拌入 1 汤匙生松子或杏仁片）。

用牛油果油煸炒的混合蔬菜（如西蓝花、红洋葱、四季豆、甜椒、芦笋、球芽甘蓝、蘑菇），配上 84 ~ 140 g 烤鸡肉、野生冷水鱼肉或草饲牛排，可选搭 1/2 杯无麸质谷物饭。

生菜"塔可饼"——罐装野生三文鱼、熟鸡或猪肉块与烤蔬菜混合，装入生菜叶制成的"生菜杯"中，并淋上特制油醋汁或特级初榨橄榄油。

可能你也能从上述饮食搭配中看出来，每餐应当至少含有一种有降尿酸作用的食物。你可以多准备一些有降尿酸功效的沙拉酱汁，如酸樱桃油醋汁、柠檬花椰菜籽芝麻酱等，作为自己拌沙拉或者蒸 / 烤蔬菜时用的主要调料。

每顿饭蔬菜是必不可缺的：如果你因为各种原因无法购买新鲜蔬菜，用冰箱里储存的速冻蔬菜也是完全没问题的。如果你喜欢樱桃，那就选酸樱桃或冰樱桃作为零食。另外，你也可以随身携带一些食物。熟悉我的人都知道，我出远门的话，就经常会带点牛油果、坚果和红三文鱼罐头。

只要稍加筛选，避开那些添加了糖和盐的罐头食品也可以作为很好的营养来源。我最喜欢的罐装食品包括西红柿、菠菜（每份的维生素 C 比新鲜的菠菜还多）、豆类（如芸豆、海军豆、黑豆、斑豆、鹰嘴豆、绿豆）、橄榄、朝鲜蓟心和棕榈心。另外，一些成品有机汤（如扁豆汤或烤番茄汤），如果盐含量低且无糖，也是不错的选择。一定要仔细阅读食品包装上的成分标签。在这些成品汤里添加一些蔬菜和含蛋白质的食物，比如煮熟的鸡肉丁或前一天晚上剩下的鱼肉，就是一顿正餐。

进食顺序的力量

食物选择和用餐时间很重要，吃东西的顺序也同样重要。永远不要吃纯碳水化合物类食物——不含任何脂肪、蛋白质或膳食纤维的碳水化合物类食物。一项研究表明，如果在吃碳水化合物类食物（在这项研究中，是意大利夏巴塔面包和橙汁）前15分钟先吃蔬菜和鸡肉，餐后血糖水平在30分钟后能下降27%，60分钟后下降近37%。[1] 如果在进食碳水化合物类食物之前先进食蛋白质类食物和蔬菜，胰岛素水平会在餐后1小时和餐后2小时出现明显降低。脂肪和碳水化合物的结合有助于避免餐后血糖值过高。在高碳水化合物的食物中随意添加一把生坚果，就能对你的身体反应造成巨大影响。

值得注意的是，一项研究发现，人们吃了加杏仁的白面包后的血糖峰值明显低于单独吃白面包时。受试者吃的杏仁越多，血糖峰值降低得就越多。[2] 不过，建议最好还是不要吃白面包。对于患有胰岛素抵抗的人群来说，摄入大量膳食纤维不仅有助于降低餐后血糖峰值和胰岛素水平，还能减少血糖波动。我在前文也说过，血糖波动对我们新陈代谢的危害很大。豆类、蔬菜、完整的水果、坚果，以及亚麻籽、奇亚籽、南瓜子和芝麻等都属于富含膳食纤维的食物。尽量每天让自己摄入35 g膳食纤维。

转变视角，找寻机遇

第3周的最后一个要点，试着将健康或疾病都看作难得的机遇。新冠疫情为我们带来了前所未有的崭新机遇。接下来就让我来展开说说。

在本书即将完稿时，新冠疫情正在美国多地肆虐，德尔塔变种更是在广泛传播，夺走了许多生命。过去几年我们都过得极为艰难且疲惫，我希望这段历史能不再重演。从目前情况看来，冠状病毒似乎将永远存在于我们生存的环境中，因此我们也正在学着与这种病毒共存。这种为了生存而进行的努力也为我们带来了一线希望：需要面对生存威胁时，我们必须有更强大的动力去尽我们所能来保持自己的身心健康——让各个器官和系统都保持健康，同时保持良好心态，提升幸福感。虽然该病毒在选择感染对象方面"一视同仁"，但每个人感染后的症状却是不同的。人类先前所遇到的所有传染病原体似乎都不像新冠病毒这样狡猾。这次疫情也暴露了许多现存问题，包括社会不平等问题以及我们真正的潜在健康状况。美国人一直觉得自己国家拥有全世界最好的医保体系，然而疫情的到来，打破了这一认知。

我的儿子奥斯汀·珀尔马特是一名内科医生，他曾在线上内容创作平台 Medium 上发表过一篇文章，剖析了为何新冠病毒感染是一种机会性感染[1]。[3]那篇文章也引发了我的思考。文章指出，新冠病毒对免疫系统功能不佳的患者影响更大。在过去，我们会认为免疫功能不佳是那些接受过化疗或放疗、器官移植后服用过免疫抑制药物或诊断出自身免疫性疾病的人的特征。但奥斯汀在文中尖锐地指出，我们现在需要扩宽视野，明白像包括糖尿病、肥胖到痴呆在内的许多最常见的退行性疾病都会损害免疫功能，使冠状病毒有可乘之机。奥斯汀还指出："我们的各种慢性疾病症状早就为免疫系统出现健康问题埋下了隐患。这也会导致人体更易感染各类传染病，此次新冠疫情也证实了这一点……传染病和慢性疾病之间的区别可能不像我们曾经认为的那么明显。我们因病毒感染而出现严重并发症的风险可能更多与我们

1　译者注：机会性感染是指一些致病力较弱的病原体，在人体免疫功能降低时，导致的感染。

的潜在免疫力有关，而非病原体本身。"

当今时代，许多人都饱受着退行性疾病和人为疾病的困扰，人为疾病是人类自己导致的、原本可以避免的疾病。我们每个人都可以选择吸烟，但就要在死亡风险大大增加的情况下生活；我们也可以选择患上代谢疾病，但就要在之后的生活里忍受其所带来的痛苦。如果你生活在一个工业化国家，那么只要你身体健康，就不太可能死于营养不良、饥饿，或者细菌感染。高血糖、肥胖、高血压和吸烟占了全球5大致死风险因素中的4个，而这些风险因素都是可以预防的。[4]正如本书所阐明的，我们如今的健康挑战的核心是一些长期存在的、根深蒂固的新陈代谢问题，正是这些问题直接转化为了免疫功能障碍。

这场疫情捅破了那张纸，揭露了我们存在着潜在的健康问题，无法抵御病毒的冲击。科学家们长期以来的研究也证明，包括心脏病和癌症在内的一切疾病都可归因于免疫机制的错误。免疫缺陷与代谢缺陷之间存在密切的关联。更重要的是，正如你在所了解到的，新陈代谢和免疫功能的核心威胁是尿酸水平的居高不下。代谢问题会使身体处于获得性免疫功能低下的状态，而控制尿酸水平则是一个可以帮助我们保持代谢完整性和生理健康的强大工具。当我们检测到尿酸水平的异常升高时，其实就是身体向我们发出的警告信号，提醒我们应当及时进行干预。通过这次的疫情攻坚战，我们更能深刻明白优化免疫功能的重要性，因此，改善代谢健康，控制尿酸水平刻不容缓。

为此，建议你回顾一下自己写下的目标，并在此基础上加上一个词：机遇。你需要列出你想要改变或改善的事情，写下所有你希望改进的"不好"的问题，详略程度随你心意。你可以写下低能量、2型糖尿病、抑郁症、严重焦虑、强迫症、双相情感障碍、体重增加、慢性疼痛、关节炎、头痛、偏头痛、消化问题、脑雾、暴饮暴食、银屑病、肾病、痛风、冠心病、早衰等这些词语，但是要注意，无论你写什么，都要加上机遇这个词。写完之后你可以认真思考几分钟，然后接受并把握住这些机遇。记住，用全新角度面对未来生活。

最后，时刻提醒自己，你的健康由你作主。在学会如何降尿酸后，你可以更好地享受生活。

结　语

条条大路通罗马，如果不喜欢现在这条，
那就重新开始铺一条属于自己的路。
—— 多莉·帕顿

如果让你列举人类历史上意义最深远的医学进步事件——那些改变了世界，让人们更健康、更长寿的事件，你会想到哪些？仔细思考你会发现，其实许多发明，或是基础医疗技术或是尖端医疗技术，都对我们人类意义重大：麻醉技术、疫苗、抗生素、胰岛素、器官移植、基因组测序、医学成像（X线、CT扫描和磁共振）、干细胞疗法、免疫疗法、人工智能医疗技术……类似的例子数不胜数。每一项都可称得上是一次巨大飞跃，都很重要，并无任何等级之分。

吸烟会导致肺癌这个发现是我最喜欢的研究发现之一。虽然如今吸烟与癌症的关联（尤其是肺癌的关联）已经成为无可争议的常识，但这一研究发现可以说是我们在医学领域最伟大的成就之一。这一发现使得人们开始关注行为和环境因素对健康的影响，随后的反吸烟运动将二手烟也纳入反对范围。这一重要突破与发现高尿酸危害健康有一些相似之处，这点稍后再解释。首先，先让我们一起来了解一下背景故事。

香烟是"人类文明史上最致命的人工制品"。[1]在 19 世纪末吸烟逐渐流行起来之前，肺癌还非常罕见，先前很多人甚至都没有听说过这种疾病。德国一位名叫弗里茨·利特金的医生花了很长时间研究吸烟与肺癌之间的关联，并在 1929 年发表了首篇相关文章，通过统计数据证明了二者之间的关联。尽管先前也有科学家证明过吸烟与肺癌之间的关系，美国内科医生艾萨克·阿德勒也在那之前的十多年前就曾提出，吸烟是肺癌患病率上升的原因，但是利特金医生的研究是数据量最大且最严谨的。研究结论如此清楚且明确，以至于利特金医生认为无须再进行额外研究，唯一的解决办法就是禁烟。他坚称预防远胜于治疗。但不幸的是，大众当时无法充分理解和接受预防医学，而当时传统医学仍然侧重于疾病的治疗。

俗话说的好，时机就是一切。利特金的研究发现在当时并未引起太大关注，因为此时的德国正处在第二次世界大战爆发前的动荡时期。但利特金医生作为"20 世纪医学科学中伟大的无名英雄之一"被永久载入史册。[2]在证明吸烟与肺癌的联系方面，我们应当将更多的功劳归于一位名叫理查德·多尔的英国医生，多尔医生曾在 1950 年的一篇文章中发出过警告，指出第二次世界大战后的英国肺癌患者的增加是吸烟者增多导致的。1951 年，多尔医生开始了一项长达 50 年的纵向研究，再次明确证明了两者之间的关联。研究还表明，有半数吸烟者死于烟瘾，而戒烟可以显著降低或消除这种风险。但多尔医生的警告被强大的烟草行业无情打压，各烟草公司继续肆无忌惮地宣传着自家产品对于健康的益处："骆驼牌香烟，医生的首选""来一根幸运牌香烟，重回你的巅峰状态！"类似的香烟广告无处不在，烟草公司甚至声称香烟有助于改善消化功能，帮助人们保持苗条身材。

虽然我们现在都知道这些宣传都是虚假的，但当时的人们却还是受到了烟草公司的蒙骗。直到 1964 年美国卫生和公共服务部发布了首份有关吸烟的危害的宣传教育报告，美国人才开始意识到吸烟的巨大危害。到 20 世纪 60 年代末，民意调查显示，大多数民众都已经相信吸烟有致癌风险。但令人难以置信的是，只有 1/3 的美国医生认为吸烟的罪名成立（且很多医生仍在吸烟）。

我之所以提到香烟的这段历史，是因为我们从吸烟到了解香烟的危害的过程与我们认识到尿酸水平长期居高不下的危害这一过程存在相似之处。希望这次人们不会再过半个世纪才明白尿酸的危害。从另一个角度来看，我们也可以把尿酸水平升高看作烟雾。正如老话所说，哪里有烟雾，哪里就有火。尿酸水平的升高预示了未来可能会出现的不良结果，并且与人体机能混乱存在直接关联。如今，各类研究数据正在为我们揭开又一个隐藏的真相，又一个我们能够自主控制的因素出现在我们面前，而这次我们不能再坐以待毙。我们如今已经了解了不同的生活习惯对尿酸的影响。因此，尿酸水平长期偏高是完全可以避免的，只要你想做到这一点。

对所有生物而言，生命都是一个不断打破、重建的过程。而我们都会希望这两种力量能够相互制衡。要达到这种平衡，首先要保持身体状态的平衡——这需要我们每天保持健康的生活方式。正如我在这本书中说过的，慢性尿酸水平升高是一个明确的预兆，表明你的身体出现了问题，你要在更严重的症状出现之前及时解决这个问题。好消息是，只要按照我给出的计划一步一步地来，降尿酸将是一件很简单的事情，而控制饮食就是第一步。

作为一名医生、讲师兼作家，我回答过无数与健康和养生相关的问题。其中我最喜欢的问题之一是，如果我有 15 分钟的时间来教另一名医生一个知识，我会教什么？为什么？

这个问题很好回答。我会告诉他，营养远比你想象中的要重要。食物是我们最重要的健康盟友。我相信，只要我们能在饮食方面做一个小小的改变，无论是消除饮食中添加的精制糖，还是将以肉类和碳水化合物类食物为主的饮食改为以植物性食物为主的饮食，我们的健康就能很快得到显著改善。追求更好、更健康、更充实的生活需要一个切入点，而改善营养就是我们的起点。你无须服用任何药物，也不用忍受痛苦的速效减肥法或者不切实际的魔鬼锻炼计划。只需要重视：食物。我也很高兴看到人们开始认识到食物在医学中的作用并采取相关的养生行动。

现在全球每 5 例死亡病例中就有 1 例可以归因于次优饮食——其致死率比包括烟草在内的其他任何风险因素都要大？我们都知道吸烟的危害。而现在，我们也必须认识到不良饮食的危害。饮食不良会导致代谢功能障碍，而表现之一就是尿酸调节障碍。你应该还记得我在第一章时，曾将尿酸比作慢性疾病"全球交响乐"的"首席指挥"，因此我们必须学会尽我们所能来维持这一重要代谢物的平衡。

在此，我也想要向那些正在研究食疗措施对疾病的预防、管理、治疗甚至逆转的作用的科学家们表示敬意。想象一下，在未来医生可能会为我们定制合适的医疗餐。想要"将以食为药"的理念纳入目前的医疗保健体系之中，需要的是医疗教育的根本性转变，而这需要足够的资金来支持。在此过程中，我们还需要解决粮食不安全问题，它不仅是不发达国家的问题，也是全球许多发达国家所面临的问题。

席卷全球的新冠疫情不仅凸显了世界各地卫生保健系统的脆弱，也暴露了粮食系统的脆弱——粮食安全问题频发，一些患有饮食相关疾病的人无法获得健康食品。想要解决这些危机，首先要做的就是把"以食为药"这一方针纳入卫生保健体系当中。这意味着我们人类需要果断勇敢地做出改变，不再补贴玉米、大豆和糖（美国卡托研究所将美国的糖计划称为"糖衣卡特尔"），而是将资金投入对健康作物的种植领域。这一举措会为我们带来巨大回报。举个例子，美国研究人员就曾发现，终身给予居民水果和蔬菜 30% 的补贴，可以预防 1 930 000 例心血管疾病，节省大约 400 亿美元的医疗支出。[3]

在马萨诸塞州和加利福尼亚州，"以食为药"这一干预措施已经开始应用于一些高风险人群中，这些人群一般患有精神或其他复杂健康疾病、难以维持基本日常生活，或者经常出现急症。[4]以马萨诸塞州为例，该州2019年推出了一个项目，为需要优质食物的人提供外送餐品、食材、烹饪工具、营养书籍，以及配套的运输服务。这项由政府医保系统出资进行实践而得出的相关研究结果也于2022年公布。加利福尼亚州也成立了"以食为药联盟"，协调各州的机构之间的工作，为弱势群体提供营养服务和医疗定制餐。他们的努力也在得到回报：近年来的研究表明，接受6个月完整的医学营养干预的患者的医疗成本和住院率均大幅下降。[5]我们也开始越来越熟悉并且接受医学营养干预这一概念。

我相信我们能在未来看到更多像这样的积极成果，进一步激励类似项目在全国甚至在全世界范围的推广。另外，还有一个好消息，那就是美国政府已拨款数百万美元，用在8个州实施"农产品处方计划"。该计划是由医疗保健服务提供者向民众分发代金券或借记卡，可用于在指定地点兑换免费或打折的农产品。一些主要的研究型大学、医院和机构也在开展一些项目，为他们所在社区的人们提供"以食为药"的宣传教育和必要协助。

请允许我向这些举措表示敬意，它们为我们所有人铺就了新的道路，让每个人，无论年龄、种族、社会经济地位还是所处地理位置，都能够活得更加健康。但是，在这些项目取得较大进展，以及在我们重塑饮食行业之前，我们每个人都需要发挥自己的作用，先改变自己的生活方式。**做好自己，引领世界。**

希望你能够用我给你的信息循序渐进地改变你的生活方式。我们人类的身体是一个经过数百万年进化而形成的复杂系统，而我们的目标就是能够与其和谐相处。

我们如今急需适当的营养来维持健康。我们需要更多的运动和充足的睡眠。我们渴望在人类进化过程中迎来这场革命。自从 50 多年前美国卫生部长公布有关吸烟的那项报告之后，反烟草运动已经挽救了 800 多万美国人的生命。而如今我们已经知道尿酸对人体的危害，又会有多少生命可以因此得到拯救呢？

尝试改变，为自己的未来铺就一条新道路吧！

你可以遵循本书所述的降尿酸计划，改变生活习惯，找到专属于自己的最佳平衡点，然后向大家分析你的经验。

我也会继续前行。

让我们一起，共同降尿酸。

参考文献

引 言

[1]See "Hidden in Plain Sight," SugarScience, University of California at San Francisco.

[2]Alexander Haig, Uric Acid as a Factor in the Causation of Disease: A Contribution to the Pathology of High Arterial Tension, Headache, Epilepsy, Mental Depression, Paroxysmal Hæmoglobinuria and Anæmia, Bright's Disease, Diabetes, Gout, Rheumatism, and Other Disorders (London: Franklin Classics, 2018). Also see Alexander Haig, "Uric Acid as a Factor in the Causation of Disease —A Contribution to the Pathology of High Blood Pressure, Headache, Epilepsy, Mental Depression, Paroxysmal Hemoglobinuria and Anemia, Bright's Disease, Gout, Rheumatism and other Disorders," JAMA 31, no. 3 (1898): 139.

[3]Theodora Fragkou, Konstantina Goula, and Ourania Drakoulogkona, "The History of Gout Through Centuries," Nephrology Dialysis Transplantation 30, supplement 3 (May 2015): iii377– 80.

[4]Oxford English Dictionary, 2nd ed. (Oxford, UK: Oxford University Press, 2004).

[5]George Nuki and Peter A. Simkin, "A Concise History of Gout and Hyperuricemia and Their Treatment," Arthritis Research & Therapy 8, supplement 1 (2006): S1.

[6]Julie Maurer, "Early Gout Is Bad for the Heart: Recent Research Context," MedPage Today, November 28, 2019. Also see Yan Li et al., "Clinical Characteristics of Early- Onset Gout in Outpatient Setting," ACR Open Rheumatology 1, no. 7 (2019): 397– 402.

[7]Jasvinder A. Singh, "Gout: Will the 'King of Diseases' Be the First Rheumatic Disease to Be Cured?," BMC Medicine 14 (2016): 180.

[8]Christina George and David A. Minter, "Hyperuricemia," StatPearls (Treasure Island, FL: 2021).

[9]Jiunn- Horng Chen et al., "Serum Uric Acid Level as an Independent Risk Factor for All- Cause, Cardiovascular, and Ischemic Stroke Mortality: A Chinese Cohort Study," Arthritis & Rheumatology 61, no. 2 (February 2009): 225– 32. Also see Erick Prado de Oliveira and Roberto Carlos Burini, "High Plasma Uric Acid Concentration: Causes and Consequences," Diabetology & Metabolic Syndrome 4 (April 2012): 12.

[10]Rashika El Ridi and Hatem Tallima, "Physiological Functions and Pathogenic Potential of Uric Acid: A Review," Journal of Advanced Research 8, no. 5 (September 2017): 487– 93,

[11]El Ridi and Tallima, "Physiological Functions and Pathogenic Potential of Uric

Acid."

[12]James J. DiNicolantonio, James H. O'Keefe, and Sean C. Lucan, "Added Fructose: A Principal Driver of Type 2 Diabetes Mellitus and Its Consequences," Mayo Clinic Proceedings 90, no. 3 (March 2015): 372– 81.

[13]Fiorenzo Stirpe et al., "Fructose- induced Hyperuricaemia," The Lancet 296, no. 7686 (December 1970): 1310– 11.

[14]Michael I. Goran et al., "The Obesogenic Effect of High Fructose Exposure During Early Development," Nature Reviews Endocrinology 9, no. 8 (August 2013): 494– 500.

[15]Christopher Rivard et al., "Sack and Sugar, and the Aetiology of Gout in England Between 1650 and 1900," Rheumatology 52, no. 3 (March 2013): 421– 26.

[16]Lina Zgaga et al., "The Association of Dietary Intake of Purine- Rich Vegetables, Sugar- Sweetened Beverages and Dairy with Plasma Urate, in a Cross- Sectional Study," PLOS ONE 7, no. 6 (2012): e38123.

[17]Jasvinder A. Singh, Supriya G. Reddy, and Joseph Kundukulam, "Risk Factors for Gout and Prevention: A Systematic Review of the Literature," Current Opinion in Rheumatology 23, no. 2 (March 2011): 192– 202.

[18]Christian Enzinger et al., "Risk Factors for Progression of Brain Atrophy in Aging: Six- Year Follow-Up of Normal Subjects," Neurology 64, no. 10 (May 24, 2005): 1704–11.

[19]Paul K. Crane et al., "Glucose Levels and Risk of Dementia," New England Journal of Medicine 369, no. 6 (August 2013): 540–48.

第一章　尿酸与慢性病的惊人联系

[1] Gertrude W. Van Pelt, "A Study of Haig's Uric Acid Theory," Boston Medical andSurgical Journal 134, no. 6 (1896): 129–34.

[2] Richard J. Johnson et al., "Lessons from Comparative Physiology: Could Uric AcidRepresent a Physiologic Alarm Signal Gone Awry in Western Society?," Journal ofComparative Physiology B: Biochemical, Systemic, and Environmental Physiology 179,no. 1 (January 2009): 67–76.

[3] Bruce F. Culleton et al., "Serum Uric Acid and Risk for Cardiovascular Disease andDeath: The Framingham Heart Study," Annals of Internal Medicine 131, no. 1 (July1999): 7–13.

[4] Richard J. Johnson, Peter Andrews, "Ancient Mutation in Apes May Explain Human Obesity and Diabetes," Scientific American, October 1, 2015.

[5] Johnson and Andrews, "Ancient Mutation in Apes May Explain Human Obesity and

Diabetes."

[6] Johnson and Andrews, "Ancient Mutation in Apes May Explain Human Obesity and Diabetes."

[7] Daniel I. Feig, Beth Soletsky, and Richard J. Johnson, "Effect of Allopurinol onBlood Pressure of Adolescents with Newly Diagnosed Essential Hypertension: ARandomized Trial," JAMA 300, no. 8 (August 2008): 924–32.

[8] Mehmet Kanbay et al., "A Randomized Study of Allopurinol on Endothelial Functionand Estimated Glomular Filtration Rate in Asymptomatic HyperuricemicSubjects with Normal Renal Function," Clinical Journal of the American Society ofNephrology 6, no. 8 (August 2011): 1887–94.Also see Jacob George and Allan D. Struthers, "Role of Urate, Xanthine Oxidaseand the Effects of Allopurinol in Vascular Oxidative Stress," Vascular Health andRisk Management 5, no. 1 (2009): 265–72; Scott W. Muir et al., "Allopurinol Use Yields Potentially Beneficial Effects on Inflammatory Indices in Those with Recent Ischemic Stroke: A Randomized,Double- Blind, Placebo- Controlled Trial," Stroke 39, no. 12 (December 2008):3303–7; Jesse Dawson et al.,"The Effect of Allopurinol on the Cerebral Vasculature of Patients with SubcorticalStroke; a Randomized Trial," British Journal of Clinical Pharmacology 68, no. 5(November 2009): 662–68; FernandoE Garcia- Arroyo et al., "Allopurinol Prevents the Lipogenic Response Induced by an Acute Oral Fructose Challenge in Short- Term Fructose Fed Rats," Biomolecules 9, no. 10 (October 2019): 601;Jasvinder A. Singh and Shaohua Yu, "Allopurinol and the Risk of Stroke in Older Adults Receiving Medicare," BMC Neurology 16, no. 1 (September 2016): 164; Marilisa Bove et al., "An Evidence-Based Review on Urate- Lowering Treatments: Implications for Optimal Treatmentof Chronic Hyperuricemia," Vascular Health and Risk Management 13 (February 2017): 23–28.

[9] Federica Piani, Arrigo F. G. Cicero, and Claudio Borghi, "Uric Acid and Hypertension:Prognostic Role and Guide for Treatment," Journal of Clinical Medicine 10, no.3 (January 2021): 448. Also see Qing Xiong,Jie Liu, and Yancheng Xu, "Effects of Uric Acid on Diabetes Mellitus and Its Chronic Complications," International Journal of Endocrinology 2019, article ID 9691345 (October 2019); Anju Gill et al.,"Correlation of the Serum Insulin and the Serum Uric Acid Levels with the Glycated Haemoglobin Levels in the Patients of Type 2 Diabetes Mellitus," Journal of Clinical and Diagnostic Research 7, no. 7 (July 2013): 1295–97; Zohreh Soltani et al., "Potential Role of Uric Acid in Metabolic Syndrome, Hypertension, Kidney Injury, and Cardiovascular Diseases: Is It Time for Reappraisal?," Current

Hypertension Reports 15, no. 3 (June2013): 175–81; Magdalena Madero et al., "A Pilot Study on the Impact of a Low Fructose Diet and Allopurinol on Clinic Blood Pressure Among Overweight and Prehypertensive Subjects: A Randomized Placebo Controlled Trial," Journal of the American Society of Hypertension 9, no. 11 (November 2015): 837–44.

[10]James T. Kratzer et al., "Evolutionary History and Metabolic Insights of Ancient Mammalian Uricases," Proceedings of the National Academy of Sciences (USA) 111, no. 10 (March 2014): 3763–68.

[11]Catarina Rendeiro et al., "Fructose Decreases Physical Activity and Increases Body Fat Without Affecting Hippocampal Neurogenesis and Learning Relative to an Isocaloric Glucose Diet," Scientific Reports 5 (2015): 9589. Also see Beckman Institute for Advanced Science and Technology,"Fructose Contributes to Weight Gain, Physical Inactivity, and Body Fat, Researchers Find," ScienceDaily, June 1, 2015.

[12]Dianne P. Figlewicz et al., "Effect of Moderate Intake of Sweeteners on Metabolic Health in the Rat," Physiology & Behavior 98, no. 5 (December 2009): 618–24. Also see Isabelle Aeberli et al., "Moderate Amounts of Fructose Consumption Impair Insulin Sensitivity in Healthy Young Men: A Randomized Controlled Trial," Diabetes Care 36, no. 1 (January 2013): 150–56.

[13]Mehmet Kanbay et al., "Uric Acid in Metabolic Syndrome: From an Innocent Bystander to a Central Player," European Journal of Internal Medicine 29 (April 2016): 3–8.

[14]Tsuneo Konta et al., "Association Between Serum Uric Acid Levels and Mortality: A Nationwide Community- Based Cohort Study," Scientific Reports 10, no. 1 (April 2020): 6066.

[15]Jiunn- Horng Chen et al., "Serum Uric Acid Level as an Independent Risk Factor for All- Cause, Cardiovascular, and Ischemic Stroke Mortality: A Chinese Cohort Study," Arthritis & Rheumatology 61, no. 2 (February 2009): 225–32.

[16]Yan-Ci Zhao et al., "Nonalcoholic Fatty Liver Disease: An Emerging Driver of Hypertension," Hypertension 75, no. 2 (February 2020): 275–84. Also see Philipp Kasper et al., "NAFLD and Cardiovascular Diseases: A Clinical Review," Clinical Research in Cardiology 110, no. 7 (July 2021): 921–37.

[17]Zobair M. Younossi, "Non- alcoholic Fatty Liver Disease —A Global Public Health Perspective," Journal of Hepatology 70, no. 3 (March 2019): 531–44.

[18]Guntur Darmawan, Laniyati Hamijoyo, and Irsan Hasan, "Association Between Serum Uric Acid and Non- alcoholic Fatty Liver Disease: A Meta- Analysis," Acta

Medica Indonesiana 49, no. 2 (April 2017): 136–47. Also see Ekaterini Margariti et al., "Non- alcoholic Fatty Liver Disease May Develop in Individuals with Normal Body Mass Index," Annals of Gastroenterology 25, no. 1 (2012): 45–51; Alihan Oral et al., "Relationship Between Serum Uric Acid Levels and Nonalcoholic Fatty Liver Disease in Non- obese Patients," Medicina 55, no. 9 (September 2019): 600.

[19]Paschalis Paschos et al., "Can Serum Uric Acid Lowering Therapy Contribute to the Prevention or Treatment of Nonalcoholic Fatty Liver Disease?," Current Vascular Pharmacology 16, no. 3 (2018): 269–75.

[20]Rosangela Spiga et al., "Uric Acid Is Associated with Inflammatory Biomarkersand Induces Inflammation via Activating the NF-κB Signaling Pathway in HepG2 Cells," Arteriosclerosis, Thrombosis, and Vascular Biology 37, no. 6 (June 2017):1241–49. Also see Toshiko Tanaka et al., "A Double Blind Placebo Controlled Randomized Trial of the Effect of Acute Uric Acid Changes on Inflammatory Markers in Humans: A Pilot Study," PLOS ONE 12, no. 8 (August 2017): e0181100;Carmelinda Ruggiero et al., "Uric Acid and Inflammatory Markers," European Heart Journal 27, no. 10 (May 2006): 1174–81.

[21]Christine Gorman, Alice Park, and Kristina Dell, "Health: The Fires Within,"Time 163, no. 8 (February 23, 2004).

[22]Gorman, Park, and Dell, "Health."

[23]Gorman, Park, and Dell, "Health."

[24]Carmelinda Ruggiero et al., "Usefulness of Uric Acid to Predict Changes in C-eactive Protein and Interleukin-6 in 3-Year Period in Italians Aged 21 to 98 Years," American Journal of Cardiology 100, no. 1 (July 2007): 115–21.

[25]Dietrich Rothenbacher et al., "Relationship Between Inflammatory Cytokines and Uric Acid Levels with Adverse Cardiovascular Outcomes in Patients with Stable Coronary Heart Disease," PLOS ONE 7, no. 9 (2012): e45907.

[26]Norman K. Pollock et al., "Greater Fructose Consumption Is Associated with Cardiometabolic Risk Markers and Visceral Adiposity in Adolescents," Journal of Nutrition 142, no. 2 (February 2012): 251–57. Also see Lucia Pacifico et al., "Pediatric Nonalcoholic Fatty Liver Disease, Metabolic Syndrome and Cardiovascular Risk," World Journal of Gastroenterology 17, no.26(July 2011): 3082–91; Jia Zheng et al., "Early Life Fructose Exposure and ItsImplications for Long- Term Cardiometabolic Health in Offspring," Nutrients 8, no. 11 (November 2016): 685; Sarah C. Couch et al., "Fructose Intake and Cardiovascular Risk Factors in Youth with Type 1 Diabetes:SEARCH for Diabetes in Youth Study," Diabetes Research and Clinical Practice 100, no. 2 (May 2013): 265–71; Bohyun Park et al.,

"Association Between Serum Levels of Uric Acid and Blood Pressure Tracking in Childhood," American Journal of Hypertension 30, no. 7 (July 2017):713–18.

[27]Arnold B. Alper Jr. et al., "Childhood Uric Acid Predicts Adult Blood Pressure: The Bogalusa Heart Study," Hypertension 45, no. 1 (January 2005): 34–38.

[28]Darlle Santos Araujo et al., "Salivary Uric Acid Is a Predictive Marker of Body Fat Percentage in Adolescents," Nutrition Research 74 (February 2020): 62–70.

[29]"Obesity and Overweight."

[30]Zachary J. Ward et al., "Projected U.S. State- Level Prevalence of Adult Obesity andSevere Obesity," New England Journal of Medicine 381 (December 2019): 2440–50.

[31]"Obesity and Overweight."

[32]"Obesity and Overweight."

[33]Grishma Hirode and Robert J. Wong, "Trends in the Prevalence of Metabolic Syndrome in the United States, 2011–2016," JAMA 323, no. 24 (June 2020): 2526–28.

[34]Ting Huai Shi, Binhuan Wang, and Sundar Natarajan, "The Influence of Metabolic Syndrome in Predicting Mortality Risk Among US Adults: Importance of Metabolic Syndrome Even in Adults with Normal Weight," Preventing Chronic Disease 17(May 2020): E36.

[35]Richard J. Johnson et al., "Redefining Metabolic Syndrome as a Fat Storage Condition Based on Studies of Comparative Physiology," Obesity 21, no. 4 (April 2013): 659–64.

[36]Shreyasi Chatterjee and Amritpal Mudher, "Alzheimer's Disease and Type 2 Diabetes: A Critical Assessment of the Shared Pathological Traits," Frontiers in Neuroscience 12 (June 2018): 383. Also see Sujung Yoon et al., "Brain Changes in Overweight/Obese and Normal- Weight Adults with Type 2 Diabetes Mellitus," Diabetologia 60, no. 7 (2017): 1207–17.

[37]Claudio Barbiellini Amidei et al., "Association Between Age at Diabetes Onset and Subsequent Risk of Dementia," JAMA 325, no. 16 (April 2021): 1640–49.

[38]Fanfan Zheng et al., "HbA1c, Diabetes and Cognitive Decline: the English Longitudinal Study of Ageing," Diabetologia 61, no. 4 (April 2018): 839–48.

[39]Richard J. Johnson et al., "Cerebral Fructose Metabolism as a Potential Mechanism Driving Alzheimer's Disease," Frontiers in Aging Neuroscience 12 (September 2020): 560865.

[40]Firoozeh Hosseini- Esfahani et al., "Dietary Fructose and Risk of Metabolic

Syndrome in Adults: Tehran Lipid and Glucose Study," Nutrition & Metabolism 8, no. 1 (July 2011):50.

[41]Laura Billiet et al., "Review of Hyperuricemia as New Marker for Metabolic Syndrome," ISRN Rheumatology 2014, article ID 852954 (February 2014). Also see Christopher King et al., "Uric Acid as a Cause of the Metabolic Syndrome," Contributions to Nephrology 192 (2018): 88–102; Marek Kretowicz et al., "The Impact of Fructose on Renal Function and Blood Pressure," International Journal of Nephrology 2011, article ID 315879 (2011); Clive M. Brown et al., "Fructose Ingestion Acutely Elevates Blood Pressure in Healthy Young Humans," American Journal of Physiology — Regulatory, Integrative and Comparative Physiology 294, no. 3 (March 2008): R730–37; Alice Victoria Klein and Hosen Kiat, "The Mechanisms Underlying Fructose- Induced Hypertension: A Review," Journal of Hypertension 33, no. 5 (May 2015):912–20.

[42]Prateek Lohia et al., "Metabolic Syndrome and Clinical Outcomes in Patients Infected with COVID-19: Does Age, Sex, and Race of the Patient with MetabolicSyndrome Matter?," Journal of Diabetes 13, no. 5 (January 2021): 420–29.

[43]Bo Chen et al., "Serum Uric Acid Concentrations and Risk of Adverse Outcomes in Patients With COVID-19," Frontiers in Endocrinology 12 (May 2021): 633767.

[44]Maxime Taquet et al., "6-month Neurological and Psychiatric Outcomes in 236 379 Survivors of COVID-19: A Retrospective Cohort Study Using Electronic Health Records," Lancet Psychiatry 8, no. 5 (May 2021): 416–27.

[45]Barry M. Popkin et al., "Individuals with Obesity and COVID-19: A Global Perspective on the Epidemiology and Biological Relationships," Obesity Reviews 21, no. 11 (November 2020): e13128.

[46]Kanbay et al., "Uric Acid in Metabolic Syndrome."

[47]Usama A. A. Sharaf El Din, Mona M. Salem, and Dina O. Abdulazim, "Uric Acid in the Pathogenesis of Metabolic, Renal, and Cardiovascular Diseases: A Review," Journal of Advanced Research 8, no. 5 (September 2017): 537– 48. Also see Seung Jae Lee, Byeong Kil Oh, and Ki-Chul Sung, "Uric Acid and Cardiometabolic Diseases," Clinical Hypertension 26, article no. 13 (June 2020); Takahiko Nakagawa et al., "Unearthing Uric Acid: An Ancient Factor with Recently Found Significance in Renal and Cardiovascular Disease," Kidney International 69, no. 10 (May 2006): 1722–25; Takahiko Nakagawa et al., "The Conundrum of Hyperuricemia, Metabolic Syndrome, and Renal Disease,"Internal and Emergency Medicine 3, no. 4 (December

2008): 313–18.

[48]Zahra Bahadoran et al., "Hyperuricemia- Induced Endothelial Insulin Resistance: The Nitric Oxide Connection," Pflügers Archiv: European Journal of Physiology (July 2021).

[49]Hong Wang et al., "Nitric Oxide Directly Promotes Vascular Endothelial Insulin Transport," Diabetes 62, no. 12 (December 2013): 4030–42.

[50]Christine Gersch et al., "Inactivation of Nitric Oxide by Uric Acid," Nucleosides, Nucleotides & Nucleic Acids 27, no. 8 (August 2008): 967–78. Also see Giuseppe Mercuro et al., "Effect of Hyperuricemia Upon Endothelial Function in Patients at Increased Cardiovascular Risk," American Journal of Cardiology 94, no. 7 (October 2004): 932–35.

[51]Anju Gill et al., "Correlation of the Serum Insulin and the Serum Uric Acid Levels with the Glycated Haemoglobin Levels in the Patients of Type 2 Diabetes Mellitus," Journal of Clinical and Diagnostic Research 7, no. 7 (July 2013): 1295–97.

[52]Leo A. B. Joosten et al., "Asymptomatic Hyperuricaemia: A Silent Activator of the Innate Immune System," Nature Reviews Rheumatology 16, no. 2 (February 2020): 75–86. Also see Georgiana Caba˘u et al., "Urate- Induced Immune Programming: Consequences for Gouty Arthritis and Hyperuricemia," Immunological Reviews 294, no. 1 (March 2020): 92–105.

[53]Sepehr Salem et al., "Serum Uric Acid as a Risk Predictor for Erectile Dysfunction,"Journal of Sexual Medicine 11, no. 5 (May 2014): 1118–24. Also see Yalcin Solak et al., "Uric Acid Level and Erectile Dysfunction in Patients with Coronary Artery Disease," Journal of Sexual Medicine 11, no. 1 (January 2014): 165–72; Alessandra Barassi et al., "Levels of Uric Acid in Erectile Dysfunction of Different Aetiology," Aging Male 21,no. 3 (September 2018): 200–205.

[54]Jan Adamowicz and Tomasz Drewa, "Is There a Link Between Soft Drinks and Erectile Dysfunction?," Central European Journal of Urology 64, no. 3 (2011): 140–43.

[55]Sung Kweon Cho et al., "U-Shaped Association Between Serum Uric Acid Level and Risk of Mortality: A Cohort Study," Arthritis & Rheumatology 70, no. 7 (July 2018): 1122–32.

第二章　胖者生存：人类基因的弱点

[1] Malcolm W. Browne, "Pity a Tyrannosaur? Sue Had Gout," New York Times, May 22, 1997.

[2] James V. Neel, "Diabetes Mellitus: A 'Thrifty' Genotype Rendered Detrimental by'Progress'?," American Journal of Human Genetics 14, no. 4 (December 1962): 353–62.

[3] Loren Cordain et al., "Origins and Evolution of the Western Diet: Health Implications for the 21st Century," American Journal of Clinical Nutrition 81, no. 2 (February 2005): 341–54.

[4] Pedro Carrera- Bastos et al., "The Western Diet and Lifestyle and Diseases of Civilization,"Research Reports in Clinical Cardiology 2 (2011): 15–35.

[5] Herman Pontzer, Brian M. Wood, and David A. Raichlen, "Hunter- Gatherers as Models in Public Health," Obesity Reviews 19, Supplement 1 (December 2018): 24–35.

[6] Johnson and Andrews, "Ancient Mutation in Apes May Explain Human Obesity and Diabet."

[7] Johnson and Andrews, "Ancient Mutation in Apes May Explain Human Obesity and Diabet."

[8] A multitude of studies covers this phenomenon; see Christina Cicerchi et al., "Uric Acid- Dependent Inhibition of AMP Kinase Induces Hepatic Glucose Production in Diabetes and Starvation: Evolutionary Implications of the Uricase Loss in Hominids," FASEB Journal 28, no. 8 (August 2014): 3339–50. Also see Richard J. Johnson et al., "Uric Acid, Evolution and Primitive Cultures," Seminars in Nephrology 25, no. 1 (January 2005): 3–8.

[9] Belinda S. W. Chan, "Ancient Insights into Uric Acid Metabolism in Primates," Proceedings of the National Academy of Sciences (USA) 111, no. 10 (March 2014): 3657–58.

[10]Richard J. Johnson et al., "Metabolic and Kidney Diseases in the Setting of Climate Change, Water Shortage, and Survival Factors," Journal of the American Society of Nephrology 27, no. 8 (August 2016): 2247–56. Also see Elza Muscelli et al., "Effect of Insulin on Renal Sodium and Uric Acid Handling in Essential Hypertension," American Journal of Hypertension 9, no. 8 (August 1996): 746–52.

[11]Richard J. Johnson et al., "Fructose Metabolism as a Common Evolutionary Pathway of Survival Associated with Climate Change, Food Shortage and Droughts," Journal of Internal Medicine 287, no. 3 (March 2020): 252–62.

[12]The research abounds with literature dating back decades implicating fructose in hyperuricemia and the development of many other pathologies. Here are some gems: Jaakko Perheentupa and Kari Raivio, "Fructose- Induced Hyperuricaemia,"

The Lancet 290, no. 7515 (September 1967): 528–31; Takahiko Nakagawa et al., "A Causal Role for Uric Acid in Fructose- Induced Metabolic Syndrome," American Journal of Physiology — Renal Physiology 290, no. 3 (March 2006): F625–31;Geoffrey Livesey and Richard Taylor, "Fructose Consumption and Consequences for Glycation, Plasma Triacylglycerol, and Body Weight: Meta-analyses and Metaregression Models of Intervention Studies," American Journal of Clinical Nutrition 88, no. 5 (November 2008): 1419– 37; Masanari Kuwabara et al., "Asymptomatic Hyperuricemia Without Comorbidities Predicts Cardiometabolic Diseases: Five- Year Japanese Cohort Study," Hypertension 69, no. 6 (June 2017): 1036–44; Magdalena Madero et al., "The Effect of Two Energy- Restricted Diets, a Low- Fructose Diet Versus a Moderate Natural Fructose Diet, on Weight Loss and Metabolic Syndrome Parameters: A Randomized Controlled Trial," Metabolism 60, no. 11 (November 2011): 1551–59;Vivian L. Choo et al., "Food Sources of Fructose- Containing Sugars and Glycaemic Control: Systematic Review and Meta-analysis of Controlled Intervention Studies," The BMJ 363 (November 2018): k4644; Isao Muraki et al., "Fruit Consumption and Risk of Type 2 Diabetes:Results from Three Prospective Longitudinal Cohort Studies," The BMJ 347 (August 2013): f5001; Ravi Dhingra et al., "Soft Drink Consumption and Risk of Developing Cardiometabolic Risk Factors and the Metabolic Syndrome in Middle- Aged Adults in the Community," Circulation 116, no. 5 (July 2007): 480–88; Zhila Semnani-Azad et al., "Association of Major Food Sources of Fructose- Containing Sugars with Incident Metabolic Syndrome: A Systematic Review and Meta- analysis," JAMA Network Open 3, no. 7 (July 2020): e209993; William Nseir, Fares Nassar, and Nimer Assy, "Soft Drinks Consumption and Nonalcoholic Fatty Liver Disease," World Journal of Gastroenterology 16, no. 21 (June 2010): 2579–88; Manoocher Soleimani and Pooneh Alborzi, "The Role of Salt in the Pathogenesis of Fructose- Induced Hypertension," International Journal of Nephrology 2011, article ID 392708 (2011); James J. DiNicolantonio and Sean C. Lucan, "The Wrong White Crystals:Not Salt but Sugar as Aetiological in Hypertension and Cardiometabolic Disease," Open Heart 1, no. 1 (November 2014): e000167; Jonathan Q. Purnell et al., "Brain Functional Magnetic Resonance Imaging Response to Glucose and Fructose Infusions in Humans," Diabetes, Obesity and Metabolism 13, no. 3 (March 2011): 229–34.

[13]Sanjay Basu et al., "The Relationship of Sugar to Population- Level Diabetes Prevalence: An Econometric Analysis of Repeated Cross- Sectional Data," PLOS

ONE 8, no. 2 (2013): e57873.

[14]Ryan W. Walker, Kelly A. Dumke, and Michael I. Goran, "Fructose Content in Popular Beverages Made with and Without High- Fructose Corn Syrup," Nutrition 30, nos. 7– 8 (July– August 2014): 928–35.

[15]James P. Casey, "High Fructose Corn Syrup —A Case History of Innovation," Research Management 19, no. 5 (September 1976): 27–32. Also see Kara Newman, The Secret Financial Life of Food:From Commodities Markets to Supermarkets (New York: Columbia University Press, 2013).

[16]James M. Rippe, ed., Fructose, High Fructose Corn Syrup, Sucrose and Health (New York: Springer, 2014). Also see Mark S. Segal, Elizabeth Gollub, and Richard J. Johnson, "Is the Fructose Index More Relevant with Regards to Cardiovascular Disease Than the Glycemic Index?," European Journal of Nutrition 46, no. 7 (October 2007): 406–17.

[17]Anna L. Gosling, Elizabeth Matisoo- Smith, and Tony R. Merriman, "Hyperuricaemia in the Pacific: Why the Elevated Serum Urate Levels?," Rheumatology International 34, no. 6 (June 2014): 743–57.

[18]See the World Health Organization's report Overweight and Obesity in the Western Pacific Region: An Equity Perspective (Manila: World Health Organization Regional Office for the Western Pacific, 2017).

[19]Barry S. Rose, "Gout in the Maoris," Seminars in Arthritis and Rheumatism 5, no. 2 (November 1975): 121–45.

[20]Rose, "Gout in the Maoris."

[21]Hanxiao Sun et al., "The Impact of Global and Local Polynesian Genetic Ancestry on Complex Traits in Native Hawaiians," PLOS Genetics 17, no. 2 (February 2021): e1009273. Also see Liufu Cui et al.,"Prevalence and Risk Factors of Hyperuricemia: Results of the Kailuan Cohort Study," Modern Rheumatology 27, no. 6 (November 2017): 1066–71.

[22]Veronica Hackethal, "Samoan 'Obesity' Gene Found in Half of Population There," Medscape Medical News, August 3, 2016.

[23]Tony R. Merriman and Nicola Dalbeth, "The Genetic Basis of Hyperuricaemia and Gout," Joint Bone Spine 78, no. 1 (January 2011): 35–40.

[24]Robert G. Hughes and Mark A. Lawrence, "Globalization, Food and Health in Pacific Island Countries," Asia Pacific Journal of Clinical Nutrition 14, no. 4 (April 2005): 298–306.

[25]Nurshad Ali et al., "Prevalence of Hyperuricemia and the Relationship Between

Serum Uric Acid and Obesity: A Study on Bangladeshi Adults," PLOS ONE 13, no. 11 (November 2018): e0206850.Also see Mahantesh I. Biradar et al., "The Causal Role of Elevated Uric Acid and Waist Circumference on the Risk of Metabolic Syndrome Components," International Journal of Obesity 44, no. 4 (April 2020): 865–74.

［26］Miguel A. Lanaspa et al., "Opposing Activity Changes in AMP Deaminase and AMP- Activated Protein Kinase in the Hibernating Ground Squirrel," PLOS ONE 10, no. 4 (April 2015): e0123509.

［27］Miguel A. Lanaspa et al., "Counteracting Roles of AMP Deaminase and AMP Kinase in the Development of Fatty Liver," PLOS ONE 7, no. 11 (2012): e48801.

［28］Qiulan Lv et al., "Association of Hyperuricemia with Immune Disorders and Intestinal Barrier Dysfunction," Frontiers in Physiology 11 (November 2020): 524236.

［29］Zhuang Guo et al., "Intestinal Microbiota Distinguish Gout Patients from Healthy Humans," Scientific Reports 6 (February 2016): 20602.

第三章　果糖的甜蜜陷阱

［1］Lisa McLaughlin, "Is High- Fructose Corn Syrup Really Good for You?" Time, September 17, 2008.

［2］For a narrative summary of the lawsuit, see Eric Lipton, "Rival Industries Sweet-Talk the Public," New York Times, February 11, 2014.

［3］Sarah N. Heiss and Benjamin R. Bates, "When a Spoonful of Fallacies Helps the Sweetener Go Down: The Corn Refiner Association's Use of Straw- Person Arguments in Health Debates Surrounding High- Fructose Corn Syrup," Health Communication 31, no. 8 (August 2016): 1029–35.

［4］Sarah N. Heiss, " 'Healthy' Discussions About Risk: The Corn Refiners Association's Strategic Negotiation of Authority in the Debate Over High Fructose Corn Syrup," Public Understanding of Science 22, no. 2 (February 2013): 219–35.

［5］Jeff Gelski, "Sweet Ending: Sugar Groups, Corn Refiners Settle Lawsuit," Food Business News, November 20, 2015.

［6］Kristen Domonell, "Just How Bad Is Sugar for You, Really?," Right as Rain, University of Washington School of Medicine, October 30, 2017. Also see Associated Press, "Just How Much Sugar Do Americans Consume? It's Complicated," STAT, September 20, 2016.

［7］Miriam B. Vos et al., "Dietary Fructose Consumption Among US Children and

Adults: The Third National Health and Nutrition Examination Survey," Medscape Journal of Medicine 10, no. 7 (July 2008): 160.

[8] Emily E. Ventura, Jaimie N. Davis, and Michael I. Goran, "Sugar Content of Popular Sweetened Beverages Based on Objective Laboratory Analysis: Focus on Fructose Content," Obesity 19, no. 4 (April 2011): 868–74.

[9] Sabrina Ayoub- Charette et al., "Important Food Sources of Fructose- Containing Sugars and Incident Gout: A Systematic Review and Meta- analysis of Prospective Cohort Studies," BMJ Open 9, no. 5 (May 2019): e024171. Also see Nicola Dalbeth et al., "Body Mass Index Modulates the Relationship of Sugar- Sweetened Beverage Intake with Serum Urate Concentrations and Gout," Arthritis Research & Therapy 17, no. 1 (September 2015): 263.

[10]Robert H. Lustig, "The Fructose Epidemic," The Bariatrician (Spring 2009): 10–19.

[11]Zeid Khitan and Dong Hyun Kim, "Fructose: A Key Factor in the Development of Metabolic Syndrome and Hypertension," Journal of Nutrition and Metabolism 2013, article ID 682673 (2013).

[12]Richard O. Marshall and Earl R. Kooi, "Enzymatic Conversion of D-Glucose to D-Fructose," Science 125, no. 3249 (April 1957): 648–49.

[13]Barry M. Popkin and Corinna Hawkes, "Sweetening of the Global Diet, Particularly Beverages: Patterns, Trends, and Policy Responses," Lancet Diabetes Endocrinology 4, no. 2 (February 2016): 174–86.

[14]Jean-Pierre Despres and Susan Jebb, "Sugar- Sweetened Beverages: One Piece of the Obesity Puzzle?," Journal of Cardiovascular Magnetic Resonance 3, no. 3 (December 2010): 2– 4. Also see Dong- Mei Zhang, Rui- Qing Jiao, and Ling- Dong Kong, "High Dietary Fructose: Direct or Indirect Dangerous Factors Disturbing Tissue and Organ Functions," Nutrients 9, no. 4 (March 2017): 335.

[15]Michael I. Goran, Stanley J. Ulijaszek, and Emily E. Ventura, "High Fructose Corn Syrup and Diabetes Prevalence: A Global Perspective," Global Public Health 8, no. 1 (2013): 55–64.

[16]Jonathan E. Shaw, Richard A. Sicree, and Paul Z. Zimmet, "Global Estimates of the Prevalence of Diabetes for 2010 and 2030," Diabetes Research and Clinical Practice 87, no. 1 (January 2010): 4–14.

[17] George A. Bray, The Metabolic Syndrome and Obesity (New Jersey: Humana Press, 2007), 41.

[18]Veronique Douard and Ronaldo P. Ferraris, "The Role of Fructose Transporters in Diseases Linked to Excessive Fructose Intake," Journal of Physiology 591, no.

2 (January 2013): 401–14. Also see Manal F.Abdelmalek et al., "Higher Dietary Fructose Is Associated with Impaired Hepatic Adenosine Triphosphate Homeostasis in Obese Individuals with Type 2 Diabetes," Hepatology 56, no. 3 (2012): 952–60.

[19]Miguel A. Lanaspa et al., "Uric Acid Stimulates Fructokinase and Accelerates Fructose Metabolism in the Development of Fatty Liver," PLOS ONE 7, no. 10 (2012): e47948.

[20]I amassed volumes of studies on the effects of fructose in the body. Here are some citations to get you started: Kimber L. Stanhope et al., "Consumption of Fructose and High Fructose Corn Syrup Increase Postprandial Triglycerides, LDL- Cholesterol,and Apolipoprotein-B in Young Men and Women," Journal of Clinical Endocrinology and Metabolism 96, no. 10 (October 2011): E1596– 605; Karen W. Della Corte et al., "Effect of Dietary Sugar Intake on Biomarkers of Subclinical Inflammation: A Systematic Review and Meta- analysis of Intervention Studies," Nutrients 10, no. 5 (May 2018): 606; Reza Rezvani et al., "Effects of Sugar- Sweetened Beverages on Plasma Acylation Stimulating Protein, Leptin and Adiponectin: Relationships with Metabolic Outcomes," Obesity 21, no. 12 (December 2013): 2471– 80; Xiaosen Ouyang et al., "Fructose Consumption as a Risk Factor for Non- alcoholic Fatty Liver Disease," Journal of Hepatology 48, no. 6 (June 2008): 993–99; Sharon S.Elliott et al., "Fructose, Weight Gain, and the Insulin Resistance Syndrome," American Journal of Clinical Nutrition 76, no. 5 (November 2002): 911–22; Gjin Ndrepepa, "Uric Acid and Cardiovascular Disease,"Clinica Chimica Acta 484 (September 2018): 150–63; Ali Abid et al., "Soft Drink Consumption Is Associated with Fatty Liver Disease Independent of Metabolic Syndrome," Journal of Hepatology 51,no. 5 (November 2009): 918–24; Roya Kelishadi, Marjan Mansourian, and Motahar Heidari- Beni, "Association of Fructose Consumption and Components of Metabolic Syndrome in Human Studies: A Systematic Review and Meta- analysis," Nutrition 30, no. 5 (May 2014): 503–10; Olena Glushakova et al., "Fructose Induces the Inflammatory Molecule ICAM-1 in Endothelial Cells," Journal of the American Society of Nephrology 19, no. 9 (September 2008): 1712–20; Zeid Khitan and Dong Hyun Kim, "Fructose: A Key Factor in the Development of Metabolic Syndrome and Hypertension," Journal of Nutrition and Metabolism 2013, article ID 682673 (2013);Richard J. Johnson et al., "Hypothesis: Could Excessive Fructose Intake and Uric Acid Cause Type 2 Diabetes?" Endocrine Reviews 30, no. 1 (February 2009): 96–116; Richard J. Johnson et al., "Potential Role of Sugar (Fructose) in the Epidemic of

Hypertension, Obesity and the Metabolic Syndrome, Diabetes, Kidney Disease, and Cardiovascular Disease," American Journal of Clinical Nutrition 86, no. 4 (October 2007): 899– 906; Miguel A. Lanaspa et al., "Uric Acid Induces Hepatic Steatosis by Generation of Mitochondrial Oxidative Stress: Potential Role in Fructose-Dependent and - Independent Fatty Liver," Journal of Biological Chemistry 287, no. 48 (November 2012): 40732–44; Young Hee Rho, Yanyan Zhu, and Hyon K. Choi, "The Epidemiology of Uric Acid and Fructose," Seminars in Nephrology 31, no. 5 (September 2011): 410–19; Richard J. Johnson et al., "Sugar, Uric Acid, and the Etiology of Diabetes and Obesity," Diabetes 62, no. 10 (October 2013): 3307–15.

[21]Amy J. Bidwell, "Chronic Fructose Ingestion as a Major Health Concern: Is a Sedentary Lifestyle Making It Worse? A Review," Nutrients 9, no. 6 (May 2017): 549.

[22]Kimber L. Stanhope et al., "Consuming Fructose- Sweetened, Not Glucose-Sweetened,Beverages Increases Visceral Adiposity and Lipids and Decreases Insulin Sensitivity in Overweight/Obese Humans," Journal of Clinical Investigation 119, no. 5 (May 2009): 1322–34. Also see Kimber L.Stanhope and Peter J. Havel, "Endocrine and Metabolic Effects of Consuming Beverages Sweetened with Fructose, Glucose, Sucrose, or High- Fructose Corn Syrup," American Journal of Clinical Nutrition 88, no. 6 (December 2008): 1733S– 37S; Chad L. Cox et al., "Circulating Concentrations of Monocyte Chemoattractant Protein-1, Plasminogen Activator Inhibitor-1, and Soluble Leukocyte Adhesion Molecule-1 in Overweight/Obese Men and Women Consuming Fructose- or Glucose- Sweetened Beverages for 10 weeks," Journal of Clinical Endocrinology and Metabolism 96, no. 12 (December 2011)   : E2034–38.

[23]Michael M. Swarbrick et al., "Consumption of Fructose- Sweetened Beverages for 10 weeks Increases Postprandial Triacylglycerol and Apolipoprotein-B Concentrations in Overweight and Obese Women," British Journal of Nutrition 100, no. 5 (November 2008): 947–52.

[24]D. David Wang et al., "Effect of Fructose on Postprandial Triglycerides: A Systematic Review and Meta- analysis of Controlled Feeding Trials," Atherosclerosis 232, no. 1 (January 2014): 125–33.

[25]Blossom C. M. Stephan et al., "Increased Fructose Intake as a Risk Factor for Dementia," Journals of Gerontology, Series A 65A, no. 8 (August 2010): 809–14. Also see Mario Siervo et al., "Reemphasizing the Role of Fructose Intake as a Risk Factor for Dementia," Journals of Gerontology, Series A 66A, no. 5 (May 2011):

534–36.

[26]University of Chicago Medical Center, "Sleep Loss Boosts Appetite, May Encourage Weight Gain," ScienceDaily, December 7, 2004.

[27]Alexandra Shapiro et al., "Fructose- Induced Leptin Resistance Exacerbates Weight Gain in Response to Subsequent High- Fat Feeding," American Journal of Physiology — Regulatory, Integrative and Comparative Physiology 295, no. 5 (November 2008): R1370–75.

[28]Karen L. Teff, "Dietary Fructose Reduces Circulating Insulin and Leptin, Attenuates Postprandial Suppression of Ghrelin, and Increases Triglycerides in Women," Journal of Clinical Endocrinology and Metabolism 89, no. 6 (June 2004): 2963–72.

[29]Miguel A. Lanaspa et al., "High Salt Intake Causes Leptin Resistance and Obesity in Mice by Stimulating Endogenous Fructose Production and Metabolism," Proceedings of the National Academy of Sciences (USA) 115, no. 12 (March 2018): 3138–43.

[30]Takahiko Nakagawa et al., "A Causal Role for Uric Acid in Fructose- Induced Metabolic Syndrome," American Journal of Physiology — Renal Physiology 290, no. 3 (March 2006): F625–31.

[31]The following papers offer a review of the science: Daniel I. Feig, Beth Soletsky, and Richard J. Johnson, "Effect of Allopurinol on Blood Pressure of Adolescents with Newly Diagnosed Essential Hypertension: A Randomized Trial," JAMA 300, no. 8 (August 2008): 924–32; Beth Soletsky and Daniel I. Feig, "Uric Acid Reduction Rectifies Prehypertension in Obese Adolescents,"Hypertension 60, no. 5 (November 2012): 1148–56; Daniel I. Feig, Duk- Hee Kang, and Richard J. Johnson,"Uric Acid and Cardiovascular Risk," New England Journal of Medicine 359, no. 17 (October 2008): 1811–21; Cristiana Caliceti et al., "Fructose Intake, Serum Uric Acid, and Cardiometabolic Disorders: A Critical Review," Nutrients 9, no. 4 (April 2017): 395; Marek Kretowicz et al., "The Impact of Fructose on Renal Function and Blood Pressure," International Journal of Nephrology 2011, article ID 315879 (2011); Zeid Khitan and Dong Hyun Kim, "Fructose: A Key Factor in the Development of Metabolic Syndrome and Hypertension," Journal of Nutrition and Metabolism 2013, article ID 682673 (2013).

[32]Allison M. Meyers, Devry Mourra, and Jeff A. Beeler, "High Fructose Corn Syrup Induces Metabolic Dysregulation and Altered Dopamine Signaling in the Absence of Obesity," PLOS ONE 12, no. 12 (December 2017): e0190206.

[33]Allison M. Meyers, Devry Mourra, and Jeff A. Beeler, "High Fructose Corn Syrup

Induces Metabolic Dysregulation and Altered Dopamine Signaling in the Absence of Obesity," PLOS ONE 12, no. 12 (December 2017): e0190206.

[34]Richard J. Johnson et al., "Attention-Deficit/Hyperactivity Disorder: Is It Time to Reappraise the Role of Sugar Consumption?," Postgraduate Medical Journal 123, no. 5 (September 2011): 39–49.

[35]Richard J. Johnson et al., "Attention- Deficit/Hyperactivity Disorder: Is It Time to Reappraise the Role of Sugar Consumption?," Postgraduate Medical Journal 123, no. 5 (September 2011): 39–49.

[36]Amaal Alruwaily et al., "Child Social Media Influencers and Unhealthy Food Product Placement," Pediatrics 146, no. 5 (November 2020): e20194057.

[37]Carlos M. Barrera, Robert E. Hunter, and William P. Dunlap, "Hyperuricemia and Locomotor Activity in Developing Rats," Pharmacology Biochemistry and Behavior 33, no. 2 (June 1989): 367–69.

[38]Angelina R. Sutin et al., "Impulsivity Is Associated with Uric Acid: Evidence from Humans and Mice," Biological Psychiatry 75, no. 1 (January 2014): 31–37.

[39]Paul Manowitz et al., "Uric Acid Level Increases in Humans Engaged in Gambling: A Preliminary Report," Biological Psychology 36, no. 3 (September 1993): 223–29.

[40]Norman K. Pollock et al., "Greater Fructose Consumption Is Associated with Cardiometabolic Risk Markers and Visceral Adiposity in Adolescents," Journal of Nutrition 142, no. 2 (February 2012): 251–57. Also see Josiane Aparecida de Miranda et al., "The Role of Uric Acid in the Insulin Resistance in Children and Adolescents with Obesity," Revista Paulista de Pediatria 33, no. 4 (December 2015): 431–36;Michael I. Goran et al., "The Obesogenic Effect of High Fructose Exposure During Early Development," Nature Reviews Endocrinology 9, no. 8 (August 2013): 494–500.

[41]David Perlmutter and Casey Means, "Op-Ed: The Bitter Truth of USDA's Sugar Guidelines," MedPage Today, February 21, 2021.

第四章　大脑中的尿酸炸弹

[1] Dan J. Stein and Ilina Singh, eds., Global Mental Health and Neuroethics, Global Mental Health in Practice 1 (Cambridge, MA: Academic Press, 2020), 229.

[2] Rachel A. Whitmer et al., "Obesity in Middle Age and Future Risk of Dementia: A 27 Year Longitudinal Population Based Study," The BMJ 330, no. 7504 (June 2005): 1360.

[3] Kazushi Suzuki et al., "Elevated Serum Uric Acid Levels Are Related to Cognitive

Deterioration in an Elderly Japanese Population," Dementia and Geriatric Cognitive Disorders Extra 6, no. 3 (September– December 2016): 580–88.

［4］ Sjoerd M. Euser et al., "Serum Uric Acid and Cognitive Function and Dementia," Brain 132, no. 2 (February 2009): 377–82.Also see Aamir A. Khan et al., "Serum Uric Acid Level and Association with Cognitive Impairment and Dementia: Systematic Review and Meta-analysis," Age 38, no. 1 (February 2016): 16; Augustin Latourte et al., "Uric Acid and Incident Dementia Over 12 Years of Follow-Up: A Population- Based Cohort Study," Annals of the Rheumatic Diseases 77, no. 3 (March 2018): 328–35; Giovambattista Desideri et al., "Uric Acid Amplifies Aβ Amyloid Effects Involved in the Cognitive Dysfunction/Dementia: Evidences from an Experimental Model in Vitro," Journal of Cellular Physiology 232, no. 5 (May 2017): 1069–78; May A. Beydoun et al., "Serum Uric Acid and Its Association with Longitudinal Cognitive Change Among Urban Adults," Journal of Alzheimer's Disease 52, no. 4 (April 2016): 1415–30.

［5］ "Mini- Strokes Linked to Uric Acid Levels," ScienceDaily, October 5, 2007.

［6］ Baris Afsar et al., "Relationship Between Uric Acid and Subtle Cognitive Dysfunction in Chronic Kidney Disease," American Journal of Nephrology 34, no. 1 (2011): 49–54.

［7］ Shaheen E. Lakhan and Annette Kirchgessner, "The Emerging Role of Dietary Fructose in Obesity and Cognitive Decline," Journal of Nutrition 12, article no. 114 (August 2013).

［8］ Lakhan and Kirchgessner, "The Emerging Role of Dietary Fructose."

［9］ Eric Steen et al., "Impaired Insulin and Insulin- Like Growth Factor Expression and Signaling Mechanisms in Alzheimer's Disease —Is This Type 3 Diabetes?," Journal of Alzheimer's Disease 7, no. 1 (2005): 63–80.

［10］Sanjay Gupta, "Chapter 2: Cognitive Decline—Redefined," Keep Sharp (New York: Simon & Schuster), 2021.

［11］Maria Stefania Spagnuolo, Susanna Iossa, and Luisa Cigliano, "Sweet but Bitter: Focus on Fructose Impact on Brain Function in Rodent Models," Nutrients 13, no. 1 (December 2020): 1.

［12］Kathleen A. Page et al., "Effects of Fructose vs Glucose on Regional Cerebral Blood Flow in Brain Regions Involved with Appetite and Reward Pathways," JAMA 309, no. 1 (January 2013): 63–70.

［13］Pedro Cisternas et al., "Fructose Consumption Reduces Hippocampal Synaptic Plasticity Underlying Cognitive Performance," Biochimica et Biophysica Acta 1852, no. 11 (November 2015): 2379–90.

［14］Karin van der Borght et al., "Reduced Neurogenesis in the Rat Hippocampus Following High Fructose Consumption," Regulatory Peptides 167, no. 1 (February 2011): 26–30.

［15］Rahul Agrawal et al., "Dietary Fructose Aggravates the Pathobiology of Traumatic Brain Injury by Influencing Energy Homeostasis and Plasticity," Journal of Cerebral Blood Flow & Metabolism 36, no. 5 (May 2016): 941–53.

［16］Matthew P. Pase et al., "Sugary Beverage Intake and Preclinical Alzheimer's Disease in the Community," Alzheimer's & Dementia 13, no. 9 (September 2017): 955–64.

［17］Richard J. Johnson et al., "Cerebral Fructose Metabolism as a Potential Mechanism Driving Alzheimer's Disease," Frontiers in Aging Neuroscience 12 (September 2012): 560865. Also see Jonathan Q. Purnell et al., "Brain Functional Magnetic Resonance Imaging Response to Glucose and Fructose Infusions in Humans," Diabetes, Obesity and Metabolism 13, no. 3 (March 2011): 229–34.

［18］Matthew C. L. Phillips et al., "Randomized Crossover Trial of a Modified Ketogenic Diet in Alzheimer's Disease," Alzheimer's Research & Therapy 13, article no. 51 (February 2021).

［19］Jasvinder A. Singh and John D. Cleveland, "Comparative Effectiveness of Allopurinol Versus Febuxostat for Preventing Incident Dementia in Older Adults: A Propensity-Matched Analysis," Arthritis Research & Therapy 20, article no. 167(August 2018).

［20］Mumtaz Takir et al., "Lowering Uric Acid with Allopurinol Improves Insulin Resistance and Systemic Inflammation in Asymptomatic Hyperuricemia," Journal of Investigative Medicine 63, no. 8 (December 2015): 924–29.

［21］Jane P. Gagliardi, "What Can We Learn from Studies Linking Gout with Dementia?," American Journal of Geriatric Psychiatry (February 2021): S1064- 7481(21)00217-7.

［22］David J. Schretlen et al., "Serum Uric Acid and Cognitive Function in Community-Dwelling Older Adults," Neuropsychology 21, no. 1 (January 2007): 136–40.

第五章　影响尿酸水平的并非只有食物

［1］William Osler, The Principles and Practice of Medicine, Designed for the Use of Practitioners and Students of Medicine, vol. 1 (n.p.: Andesite Press, 2015).

［2］J. T. Scott, "Factors Inhibiting the Excretion of Uric Acid," Journal of the Royal Society of Medicine 59, no. 4 (April 1966): 310–13.

［3］Matthew Walker, Why We Sleep: Unlocking the Power of Sleep and Dreams (New

York: Scribner, 2017).

[4] Karine Spiegel, Rachel Leproult, and Eve Van Cauter, "Impact of Sleep Debt on Metabolic and Endocrine Function," The Lancet 354, no. 9188 (October 1999): 1435–39.

[5] Carla S. Moller- Levet et al., "Effects of Insufficient Sleep on Circadian Rhythmicity and Expression Amplitude of the Human Blood Transcriptome," Proceedings of the National Academy of Sciences USA 110, no. 12 (March 2013), E1132–41.

[6] Janet M. Mullington et al., "Sleep Loss and Inflammation," Best Practice & Research Clinical Endocrinology & Metabolism 24, no. 5 (October 2010): 775–84.

[7] Michael R. Irwin, Richard Olmstead, and Judith E. Carroll, "Sleep Disturbance, Sleep Duration, and Inflammation: A Systematic Review and Meta- analysis of Cohort Studies and Experimental Sleep Deprivation," Biological Psychiatry 80, no. 1 (July 2016): 40–52.

[8] Francesco P. Cappuccio et al., "Sleep Duration and All- Cause Mortality: A Systematic Review and Meta- analysis of Prospective Studies," Sleep 33, no. 5 (May 2010): 585–92.

[9] Andrew J. Westwood et al., "Prolonged Sleep Duration as a Marker of Early Neurodegeneration Predicting Incident Dementia," Neurology 88, no. 12 (March 2017): 1172–79.

[10]Maria Stefania Spagnuolo, Susanna Iossa, and Luisa Cigliano, "Sweet but Bitter: Focus on Fructose Impact on Brain Function in Rodent Models," Nutrients 13, no. 1 (December 2020): 1.

[11]Francesco P. Cappuccio et al., "Meta- analysis of Short Sleep Duration and Obesity in Children and Adults," Sleep 31, no. 5 (May 2008): 619–26.

[12]Chan- Won Kim et al., "Sleep Duration and Progression to Diabetes in People with Prediabetes Defined by HbA1c Concentration," Diabetic Medicine 34, no. 11 (November 2017): 1591–98. Also see Karine Spiegel et al., "Effects of Poor and Short Sleep on Glucose Metabolism and Obesity Risk," Nature Reviews Endocrinology 5, no. 5 (May 2009): 253–61.

[13]Christopher Papandreou et al., "Sleep Duration Is Inversely Associated with Serum Uric Acid Concentrations and Uric Acid to Creatinine Ratio in an Elderly Mediterranean Population at High Cardiovascular Risk," Nutrients 11, no. 4 (April 2019): 761.

[14]Yu-Tsung Chou et al., "Association of Sleep Quality and Sleep Duration with Serum Uric Acid Levels in Adults," PLOS ONE 15, no. 9 (September 2020):e0239185.

[15]Caiyu Zheng et al., "Serum Uric Acid Is Independently Associated with Risk of

Obstructive Sleep Apnea- Hypopnea Syndrome in Chinese Patients with Type 2 Diabetes," Disease Markers 2019, article ID 4578327 (April 2019).

[16]Jeffrey J. Iliff et al, "A Paravascular Pathway Facilitates CSF Flow Through the Brain Parenchyma and the Clearance of Interstitial Solutes, Including Amyloid β," Science Translational Medicine 4, no. 147 (August 2012): 147ra111.

[17]Miguel A. Lanaspa et al., "High Salt Intake Causes Leptin Resistance and Obesity in Mice by Stimulating Endogenous Fructose Production and Metabolism," Proceedings of the National Academy of Sciences (USA) 115, no. 12 (March 2018): 3138–43.

[18]Lanaspa et al., "High Salt Intake." Also see Masanari Kuwabara et al., "Relationship Between Serum Uric Acid Levels and Hypertension Among Japanese Individuals Not Treated for Hyperuricemia and Hypertension," Hypertension Research 37, no. 8 (August 2014): 785–89; Yang Wang et al., "Effect of Salt Intake on Plasma and Urinary Uric Acid Levels in Chinese Adults: An Interventional Trial," Scientific Reports 8, article no. 1434 (January 2018).

[19]Susan J. Allison, "High Salt Intake as a Driver of Obesity," Nature Reviews Nephrology 14, no. 5 (May 2018): 285.

[20]Giuseppe Faraco et al., "Dietary Salt Promotes Cognitive Impairment Through Tau Phosphorylation," Nature 574, no. 7780 (October 2019): 686–90.

[21]Chaker Ben Salem, "Drug- Induced Hyperuricaemia and Gout," Rheumatology 56, no. 5 (May 2017): 679–88. Also see Mara A. McAdams DeMarco et al., "Diuretic Use, Increased Serum Urate Levels,and Risk of Incident Gout in a Population- Based Study of Adults with Hypertension: The Atherosclerosis Risk in Communities Cohort Study," Arthritis & Rheumatology 64, no. 1 (January 2012): 121–29.

[22]William B. Lehault and David M. Hughes, "Review of the Long- Term Effects of Proton Pump Inhibitors," Federal Practitioner 34, no. 2(February 2017): 19–23.

[23]Tuhina Neogi et al., "Alcohol Quantity and Type on Risk of Recurrent Gout Attacks: An Internet- Based Case- Crossover Study," American Journal of Medicine 127, no. 4 (April 2014): 311–18. Also see Hyon K. Choi and Gary Curhan, "Beer, Liquor, and Wine Consumption and Serum Uric Acid Level: The Third National Health and Nutrition Examination Survey," Arthritis Care & Research 51, no. 6 (December 2004): 1023–29.

[24]Rongrong Li, Kang Yu, and Chunwei Li, "Dietary Factors and Risk of Gout and Hyperuricemia: A Meta- analysis and Systematic Review," Asia Pacific Journal of Clinical Nutrition 27, no. 6 (2018): 1344–56.

[25]Richard J. Johnson et al., "Umami: The Taste That Drives Purine Intake," Journal of

Rheumatology 40, no. 11 (November 2013): 1794–96.

[26]Rene J. Hernandez Bautista et al., "Obesity: Pathophysiology, Monosodium Glutamate–Induced Model and Anti- Obesity Medicinal Plants," Biomedicine & Pharmacotherapy 111 (March 2019): 503–16.

[27]Ka He et al., "Consumption of Monosodium Glutamate in Relation to Incidence of Overweight in Chinese Adults: China Health and Nutrition Survey (CHNS)," American Journal of Clinical Nutrition 93, no. 6 (June 2011): 1328–36.

[28]Zumin Shi et al., "Monosodium Glutamate Is Related to a Higher Increase in Blood Pressure Over 5 Years: Findings from the Jiangsu Nutrition Study of Chinese Adults," Journal of Hypertension 29, no. 5 (May 2011): 846–53.

[29]Kamal Niaz, Elizabeta Zaplatic, and Jonathan Spoor, "Extensive Use of Monosodium Glutamate: A Threat to Public Health?," EXCLI Journal 17 (March 2018): 273–78.

[30]Ignacio Roa and Mariano del Sol, "Types I and III Parotid Collagen Variations and Serum Biochemical Parameters in Obese Rats Exposed to Monosodium Glutamate," International Journal of Morphology 38, no. 3 (June 2020).

[31]Joseph F. Merola et al., "Psoriasis, Psoriatic Arthritis and Risk of Gout in US Men and Women," Annals of the Rheumatic Diseases 74, no. 8 (August 2015): 1495–1500.

[32]Renaud Felten et al., "At the Crossroads of Gout and Psoriatic Arthritis: 'Psout'," Clinical Rheumatology 39, no. 5 (May 2020): 1405–13.

[33]Nicola Giordano et al., "Hyperuricemia and Gout in Thyroid Endocrine Disorders," Clinical and Experimental Rheumatology 19, no. 6 (November– December 2001): 661–65.

[34]Eswar Krishnan, Bharathi Lingala, and Vivek Bhalla, "Low- Level Lead Exposure and the Prevalence of Gout: An Observational Study," Annals of Internal Medicine 157, no. 4 (August 2012): 233–41.

[35]J. Runcie and T. J. Thomson, "Total Fasting, Hyperuricaemia and Gout," Postgraduate Medical Journal 45, no. 522 (April 1969): 251–53.

[36]Patrick H. Dessein et al., "Beneficial Effects of Weight Loss Associated with Moderate Calorie/Carbohydrate Restriction, and Increased Proportional Intake of Protein and Unsaturated Fat on Serum Urate and Lipoprotein Levels in Gout: A Pilot Study," Annals of the Rheumatic Diseases 59, no. 7 (July 2000): 539–43.

[37]I-Min Lee et al., "Effect of Physical Inactivity on Major Non- Communicable Diseases Worldwide: An Analysis of Burden of Disease and Life Expectancy," The Lancet 380, no. 9838 (July 2012): 219–29.

[38]Aviroop Biswas et al., "Sedentary Time and Its Association with Risk for Disease Incidence, Mortality, and Hospitalization in Adults: A Systematic Review and Meta-analysis," Annals of Internal Medicine 162, no. 2 (January 2015): 123–32.

［39］Srinivasan Beddhu et al., "Light- Intensity Physical Activities and Mortality in the United States General Population and CKD Subpopulation," Clinical Journal of the American Society of Nephrology 10, no. 7 (July 2015): 1145–53.

［40］Doo Yong Park et al., "The Association Between Sedentary Behavior, Physical Activity and Hyperuricemia," Vascular Health and Risk Management 15 (August 2019): 291–99.

［41］Jun Zhou et al., "Physical Exercises and Weight Loss in Obese Patients Help to Improve Uric Acid," Oncotarget 8, no. 55 (October 2017): 94893–99.

第六章 控制尿酸水平的好习惯

［1］ MRC London Institute of Medical Sciences, "Too Much Sugar Leads to Early Death, but Not Due to Obesity," ScienceDaily, March 19, 2020. Also see Esther van Dam et al., "Sugar- Induced Obesity and Insulin Resistance Are Uncoupled from Shortened Survival in Drosophila," Cell Metabolism 31, no. 4 (April 2020): 710–25.

［2］ Shijun Hao, Chunlei Zhang, and Haiyan Song, "Natural Products Improving Hyperuricemia with Hepatorenal Dual Effects," Evidence- Based Complementary and Alternative Medicine 2016, article ID 7390504 (2016). Also see Lin- Lin Jiang et al., "Bioactive Compounds from Plant-Based Functional Foods: A Promising Choice for the Prevention and Management of Hyperuricemia," Foods 9, no. 8 (July 2020): 973.

［3］ Yuanlu Shi and Gary Williamson, "Quercetin Lowers Plasma Uric Acid in Prehyperuricaemic Males: A Randomised, Double- Blinded, Placebo- Controlled,Cross- Over Trial," British Journal of Nutrition 115, no. 5 (March 2016): 800–806. Also see Cen Zhang et al., "Mechanistic Insights into the Inhibition of Quercetin on Xanthine Oxidase," International Journal of Biological Macromolecules 112 (June 2018): 405–12.

［4］ Maria- Corina Serban et al., "Effects of Quercetin on Blood Pressure: A Systematic Review and Meta- Analysis of Randomized Controlled Trials," Journal of the American Heart Association 5, no. 7 (July 2016): e002713.

［5］ Marina Hirano et al., "Luteolin- Rich Chrysanthemum Flower Extract Suppresses Baseline Serum Uric Acid in Japanese Subjects with Mild Hyperuricemia," Integrative Molecular Medicine 4, no. 2 (2017).

［6］ Muhammad Imran et al., "Luteolin, a Flavonoid, as an Anticancer Agent: A Review," Biomedicine & Pharmacotherapy 112 (April 2019): 108612.

［7］ Janie Allaire et al., "A Randomized, Crossover, Head-to-Head Comparison of Eicosapentaenoic Acid and Docosahexaenoic Acid Supplementation to Reduce

Inflammation Markers in Men and Women: The Comparing EPA to DHA (ComparED) Study," American Journal of Clinical Nutrition 104, no. 2 (August 2016): 280–87.

［8］ Stephen P. Juraschek, Edgar R. Miller III, and Allan C. Gelber, "Effect of Oral Vitamin C Supplementation on Serum Uric Acid: A Meta- analysis of Randomized Controlled Trials," Arthritis Care & Research 63, no. 9 (September 2011): 1295–306.

［9］ Hyon K. Choi, Xiang Gao, and Gary Curhan, "Vitamin C Intake and the Risk of Gout in Men: A Prospective Study," Archives of Internal Medicine 169, no. 5 (March 2009): 502–7.

［10］Juraschek, Miller, and Gelber, "Effect of Oral Vitamin C Supplementation on Serum Uric Acid."

［11］Mehrangiz Ebrahimi- Mameghani et al., "Glucose Homeostasis, Insulin Resistance and Inflammatory Biomarkers in Patients with Non- alcoholic Fatty Liver Disease: Beneficial Effects of Supplementation with Microalgae Chlorella vulgaris: A Double- Blind Placebo- Controlled Randomized Clinical Trial," Clinical Nutrition 36, no. 4 (August 2017): 1001–6.

［12］Yunes Panahi et al., "A Randomized Controlled Trial of 6-week Chlorella vulgaris Supplementation in Patients with Major Depressive Disorder," Complementary Therapies in Medicine 23, no. 4 (August 2015): 598–602.

［13］Christopher J. L. Murray et al., "The State of US Health, 1990–2016: Burden of Diseases, Injuries, and Risk Factors Among US States," JAMA 319, no. 14 (2018): 1444–72.

［14］Amir Tirosh et al., "Normal Fasting Plasma Glucose Levels and Type 2 Diabetes in Young Men," New England Journal of Medicine 353, no. 14 (October 2005): 1454– 62.

［15］Casey Means, Josh Clemente, Arlo Crawford, "How a CGM can help you find your optimal diet and lower blood sugar," Levels: Metabolic Insights, updated December 2, 2022.

［16］Adam G. Tabak et al., "Prediabetes: A High- Risk State for Diabetes Development," The Lancet 379, no. 9833 (June 2012): 2279–90.

［17］Casey Means, Josh Clemente, Arlo Crawford, "How a CGM can help you find your optimal diet and lower blood sugar," Levels: Metabolic Insights, updated December 2, 2022.

［18］Heather Hall et al., "Glucotypes Reveal New Patterns of Glucose Dysregulation," PLOS Biology 16, no. 7 (July 2018): e2005143.

［19］Casey Means and Chimene Richa, "What should your glucose levels be? Here's the ultimate guide to healthy blood sugar ranges," Levels: Metabolic Insights, updated June 8, 2023.

[20]Casey Means and Chimene Richa, "What should your glucose levels be? Here's the ultimate guide to healthy blood sugar ranges."

[21]Alexandra E. Butler et al., "β-Cell Deficit and Increased β-Cell Apoptosis in Humans with Type 2 Diabetes," Diabetes 52, no. 1 (January 2003): 102–10.

[22]How does stress affect my glucose levels?" Levels: Metabolic Insights, updated December 10, 2022.

[23]Satchin Panda, The Circadian Code: Lose Weight, Supercharge Your Energy, and Transform Your Health from Morning to Midnight (New York: Rodale, 2018).

[24]Panda, The Circadian Code.

[25]Emily N. Manoogian et al., "Time- Restricted Eating for the Prevention and Management of Metabolic Diseases," Endocrine Reviews (2021): bnab027.

[26]Endocrine Society, "Intermittent Fasting Can Help Manage Metabolic Disease: Popular Diet Trend Could Reduce the Risk of Diabetes and Heart Disease," ScienceDaily,October 7, 2021.

[27]Malini Prasad et al., "A Smartphone Intervention to Promote Time Restricted Eating Reduces Body Weight and Blood Pressure in Adults with Overweight and Obesity: A Pilot Study," Nutrients 13, no. 7 (June 2021): 2148.

[28]Nidhi Bansal and Ruth S. Weinstock, "Non- Diabetic Hypoglycemia," Endotext, May 20, 2020.

[29]Fernanda Cerqueira, Bruno Chausse, and Alicia J. Kowaltowski, "Intermittent Fasting Effects on the Central Nervous System: How Hunger Modulates Brain Function," in Handbook of Famine, Starvation, and Nutrient Deprivation: From Biology to Policy, ed. Victor Preedy and Vanood B. Patel (Springer, Cham).

[30]Humaira Jamshed et al., "Early Time- Restricted Feeding Improves 24-Hour Glucose Levels and Affects Markers of the Circadian Clock, Aging, and Autophagy in Humans," Nutrients 11, no. 6 (May 2019): 1234.

第 2 部分　再见，高尿酸！

[1] Joana Araujo, Jianwen Cai, and June Stevens, "Prevalence of Optimal Metabolic Health in American Adults: National Health and Nutrition Examination Survey 2009–2016," Metabolic Syndrome and Related Disorders 17, no. 1 (February 2019): 46–52.

第七章　掀开降尿酸计划的序幕

[1] Adriano Bruci et al., "Very Low- Calorie Ketogenic Diet: A Safe and Effective Tool for Weight Loss in Patients with Obesity and Mild Kidney Failure," Nutrients 12, no. 2 (January 2020): 333.

第八章 第1周：以食降尿酸

［1］ "Health Effects of Dietary Risks in 195 Countries, 1990–2017: A Systematic Analysis for the Global Burden of Disease Study 2017," The Lancet 393, no. 10184 (April 2019): 1958–72. Also see Nita G.Forouhi and Nigel Unwin, "Global Diet and Health: Old Questions, Fresh Evidence,and New Horizons," The Lancet 393, no. 10184 (April 2019): 1916–18.

［2］ For everything you want to know about BDNF and brain health, including references to studies, see the updated edition of my book Grain Brain: The Surprising Truth About Wheat, Carbs, and Sugar — Your Brain's Silent Killers (New York: Little, Brown, 2018).

［3］ May A. Beydoun et al., "Dietary Factors Are Associated with Serum Uric Acid Trajectory Differentially by Race Among Urban Adults," British Journal of Nutrition 120, no. 8 (October 2018): 935–45.Also see Daisy Vedder et al., "Dietary Interventions for Gout and Effect on Cardiovascular Risk Factors: A Systematic Review," Nutrients 11, no. 12 (December 2019): 2955; M. A. Gromova, V. V. Tsurko, and A. S.Melekhina, "Rational Approach to Nutrition for Patients with Gout," Clinician 13,nos. 3–4 (2019): 15–21; Kiyoko Kaneko et al., "Total Purine and Purine Base Content of Common Foodstuffs for Facilitating Nutritional Therapy for Gout and Hyperuricemia," Biological and Pharmaceutical Bulletin 37, no. 5 (2014): 709–21.

［4］ Jotham Suez et al., "Artificial Sweeteners Induce Glucose Intolerance by Altering the Gut Microbiota," Nature 514, no. 7521 (October 2014): 181–86.

［5］ Matthew P. Pase, et al., "Sugar- and Artificially Sweetened Beverages and the Risks of Incident Stroke and Dementia," Stroke 48, no. 5 (April 2017): 1139–1146; Matthew P. Pase et al., "Sugary Beverage Intake and Preclinical Alzheimer's Disease in the Community," Alzheimer's & Dementia 13, no. 9 (September 2017): 955–64.

［6］ Francesco Franchi et al., "Effects of D-allulose on Glucose Tolerance and Insulin Response to a Standard Oral Sucrose Load: Results of a Prospective, Randomized, Crossover Study," BMJ Open Diabetes Research and Care 9, no. 1 (February 2021): e001939.

［7］ Here's a small collection of research on honey to get you started: Noori Al-Waili et al., "Honey and Cardiovascular Risk Factors, in Normal Individuals and in Patients with Diabetes Mellitus or Dyslipidemia," Journal of Medicinal Food 16, no. 12 (December 2013): 1063–78; Nur Zuliani Ramli et al., "A Review on the Protective Effects of Honey Against Metabolic Syndrome,"Nutrients 10, no. 8 (August 2018):

1009;Omotayo O. Erejuwa, Siti A. Sulaiman, and Mohd S. Ab Wahab, "Honey — A Novel Antidiabetic Agent," International Journal of Biological Sciences 8, no. 6(2012): 913–34.

[8] Anand Mohan et al., "Effect of Honey in Improving the Gut Microbial Balance," Food Quality and Safety 1, no. 2 (May 2017): 107–15.

[9] Salma E. Nassar et al., "Effect of Inulin on Metabolic Changes Produced by Fructose Rich Diet," Life Science Journal 10, no. 2 (January 2013): 1807–14.

[10]Gabsik Yang et al., "Suppression of NLRP3 Inflammasome by Oral Treatment with Sulforaphane Alleviates Acute Gouty Inflammation," Rheumatology 57, no. 4 (April 2018): 727–36. Also see Christine A. Houghton, "Sulforaphane: Its 'Coming of Age' as a Clinically Relevant Nutraceutical in the Prevention and Treatment of Chronic Disease," Oxidative Medicine and Cellular Longevity 2019, article ID 2716870 (October 2019).

[11]Albena T. Dinkova- Kostova et al., "KEAP1 and Done? Targeting the NRF2 Pathway with Sulforaphane," Trends in Food Science and Technology 69, part B (November 2017): 257–69.

[12]Robert A. Jacob et al., "Consumption of Cherries Lowers Plasma Urate in Healthy Women," Journal of Nutrition 133, no. 6 (June 2003): 1826–29. Also see Keith R. Martin and Katie M. Coles, "Consumption of 100% Tart Cherry Juice Reduces Serum Urate in Overweight and Obese Adults," Current Developments in Nutrition 3, no. 5 (February 2019): nzz011; Naomi Schlesinger, Ruth Rabinowitz, and Michael Schlesinger, "Pilot Studies of Cherry Juice Concentrate for Gout Flare Prophylaxis," Journal of Arthritis 1, no. 1 (2012): 101.

[13]Jiahong Xie et al., "Delphinidin-3-O-Sambubioside: A Novel Xanthine Oxidase Inhibitor Identified from Natural Anthocyanins," Food Quality and Safety 5 (April 2021): fyaa038.

[14]Marc J. Gunter et al., "Coffee Drinking and Mortality in 10 European Countries: A Multinational Cohort Study," Annals of Internal Medicine 167, no. 4 (August 2017): 236–47. Also see Hyon K. Choi and Gary Curhan, "Coffee, Tea, and Caffeine Consumption and Serum Uric Acid Level:The Third National Health and Nutrition Examination Survey," Arthritis & Rheumatology 57, no. 5 (June 2007): 816–21.

[15]Song-Yi Park et al., "Prospective Study of Coffee Consumption and Cancer Incidence in Non- white Populations," Cancer Epidemiology, Biomarkers & Prevention 27, no. 8 (August 2018): 928–35.

[16]Choi and Curhan, "Coffee, Tea, and Caffeine Consumption."

[17]Yashi Mi et al., "EGCG Ameliorates High- Fat- and High- Fructose- Induced

Cognitive Defects by Regulating the IRS/AKT and ERK/CREB/BDNF Signaling Pathways in the CNS," FASEB Journal 31, no. 11 (November 2017): 4998–5011.

[18]Hyon K. Choi et al., "Alcohol Intake and Risk of Incident Gout in Men: A Prospective Study," The Lancet 363 no. 9417 (April 2004): 1277–81.

第九章　第 2 周: 调整生活习惯

[1] Scott Shannon et al., "Cannabidiol in Anxiety and Sleep: A Large Case Series," Permanente Journal 23 (2019).

第十章　第 3 周: 把握机遇

[1] Alpana P. Shukla et al., "Food Order Has a Significant Impact on Postprandial Glucose and Insulin Levels," Diabetes Care 38, no. 7 (July 2015): e98–99.

[2] Andrea R. Josse et al., "Almonds and Postprandial Glycemia —A Dose- Response Study," Metabolism 56, no. 3 (March 2007): 400–404.

[3] Austin Perlmutter, "The Coronavirus Took Advantage of Our Weaknesses," Elemental, October 21, 2020.

[4] Goodarz Danaei et al., "The Preventable Causes of Death in the United States: Comparative Risk Assessment of Dietary, Lifestyle, and Metabolic Risk Factors," PLOS Medicine 6, no. 4 (April 2009): e1000058.

结　语

[1] Robert N. Proctor, Golden Holocaust: Origins of the Cigarette Catastrophe and the Case for Abolition (Berkeley: University of California Press, 2012).

[2] Katherine Gourd, "Fritz Lickint," Lancet Respiratory Medicine 2, no. 5 (May 2014): 358–59.

[3] Yujin Lee et al., "Cost- Effectiveness of Financial Incentives for Improving Diet and Health through Medicare and Medicaid: A Microsimulation Study," PLOS Medicine 16, no. 3 (March 2019): e1002761.

[4] Sarah Downer et al., "Food Is Medicine: Actions to Integrate Food and Nutrition into Healthcare," BMJ 369 (June 2020): m2482.

[5] Katie Riley et al., "Reducing Hospitalizations and Costs: A Home Health Nutrition- Focused Quality Improvement Program," Journal of Parenteral and Enteral Nutrition 44, no. 1 (January 2020): 58–68.

致　谢

　　这本书是许多极富才华和创造力的人齐心一致共同努力的成果，我深深地感谢下面提到的所有人。

　　感谢我亲爱的朋友兼文学经纪人邦妮·索洛。数年之前，她对《谷物大脑》的热忱促成了后来发生的一切。我对她的感激之情溢于言表，她的领导能力、细节把控能力以及出版智慧给了我极大的帮助。

　　感谢利特尔-布朗公司的相关工作人员，他们多年来一直支持我的工作。特别感谢我的编辑特蕾西·贝哈尔，她有着无与伦比的天赋，能够确保书稿条理清晰、语言简洁实用。从初稿到定稿，这本书因为她而变得更好。还感谢迈克尔·皮奇、布鲁斯·尼科尔斯、伊恩·斯特劳斯、杰茜卡·陈、朱丽安娜·霍巴切夫斯基、克雷格·杨、萨布丽娜·卡拉汉、朱莉安娜·李、芭芭拉·克拉克、帕特·贾尔伯特-莱文和梅利莎·马特林。与这样一个敬业且专业的团队合作是一件令人愉快的事。

　　感谢斯坦顿公司的埃米·斯坦顿和丽贝卡·莱因霍尔德，感谢他们在这部作品的营销过程中做出的所有努力。在与利特尔-布朗公司的团队合作的过程中，他们两人出色的合作能力表现得淋漓尽致。感谢乔纳森·雅各布斯和Accelerate360公司为提高本书的社交媒体曝光率给予的所有建议。也感谢小杰里·亚当斯和埃琳·洛纳根在制作本书的美国公共广播公司宣传特辑时的辛勤工作和创造力。

　　感谢我的妻子雷泽尔，以及我的孩子奥斯汀和蕾莎。在本书的创作过程中，他们始终在鼓励和支持我。

　　我尤其要衷心地感谢我的合著者克里斯廷·洛贝里。感谢我们的友谊，感谢我们引人入胜的故事。

　　最后，感谢每一个与我分享我的研究成果的读者。